Prologue

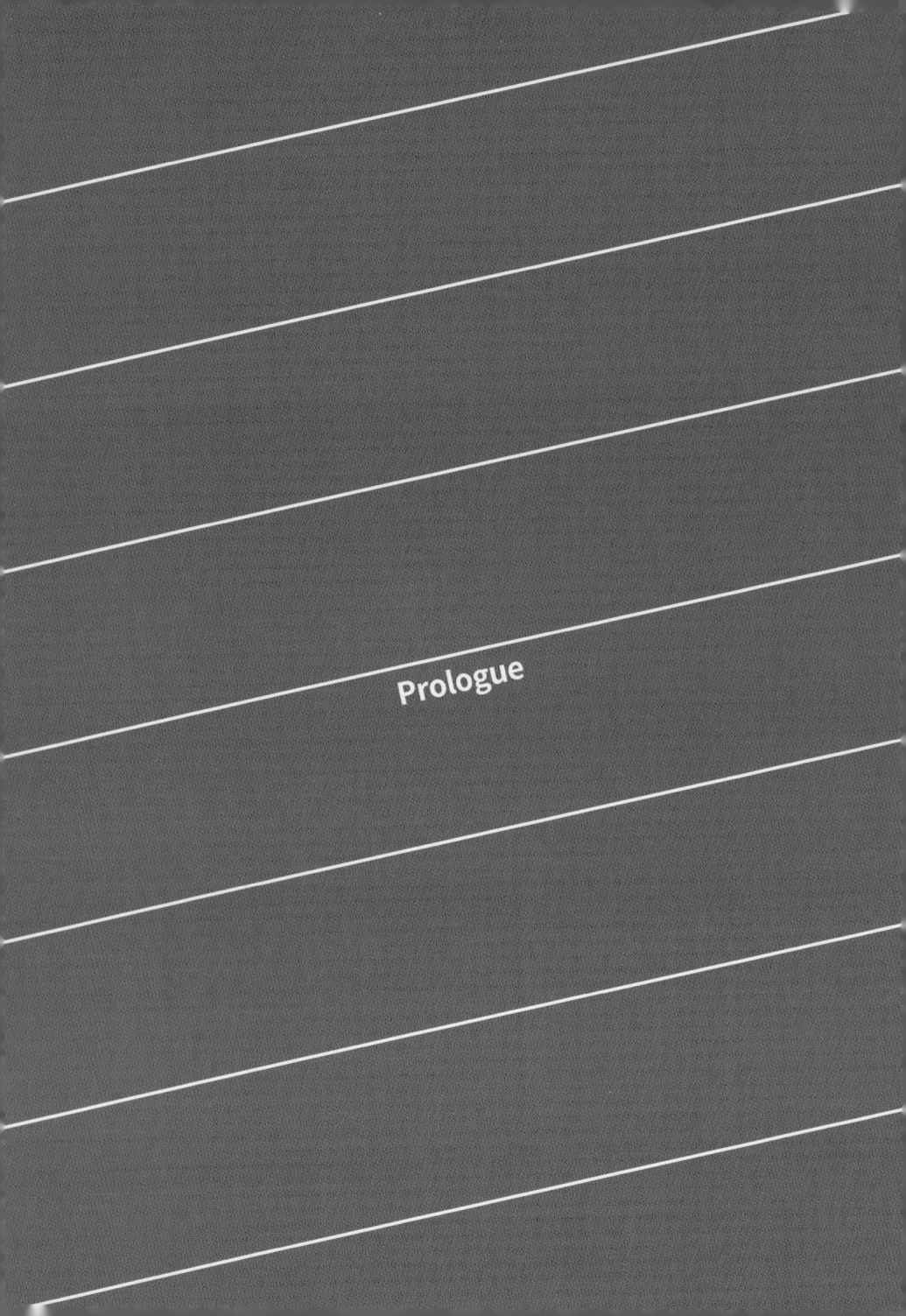

프롤로그

프롤로그

우리 몸은 변화하며 스스로를 치료한다.
우리의 식습관에 시간여행의 티켓팅은 우리의 다음을 볼 수 있다. 얼굴이 작아지고 싶고 날씬하고 싶다면, 우리의 식습관을 점검하고 변화하는 나를 원하는 시간에 사진의 순간에서 영상으로 확인할 수도 있다. 어린아이가 태어나서 백일이 되고 돌이 되는 동안 두 배에서 세 배까지 커지고 심지어 걷기까지 하는데 어른이 되면 두 배는커녕 5cm도 자라지 않지만 우리의 몸은 계속 변화하고 있음을 알고 있다. 피곤함이 자고나면 풀리고 운동으로 단련이 되면 근육이 커지고 체질이 바뀐다. 물론 이러한 변화를 적어내기에 시간이란 눈치 채지 못하는 루즈하고 지루한 게임이고, 시간에 의존하기에 우리의 염려와 불안이 습관으로 이어지는 걸 방해하는데 우리는 지고 마는 또 다른 습관이 있다. 자르고 뼈를 깎는 것과 같은 속도 게임을 만족시켜줄 대안으로 몸속의 에너지를 극대화하는 에너지 의학에서 해법을 찾았다.

우리가 잃어버린 것들, 이전에는 그냥 알 수 있었던 상식들을 의사의 30년의 "경험치" 를 녹여낸 한 달간의 임상 이야기로 적어 본다. 한 달간의 임상 이야기가 혹자에게는 마치 커튼 사이로 남의 수술방을 몰래 엿보는 스릴일 수도 있겠지만 이 이야기를 공감하고 본인의 이야기로 가져가 볼 수도 있을 것이다.
그러나 수술방에서 환자를 재워놓고 수술 도구로 환자의 부분 부분을 확인하며 알게 된 사실들을 이 시대의 상황을 독에 꽉 차서 아파하는 사람들에게 이야기하지 않을 수 없다.

우리의 삶이 독에 의해 잠식당하고 방해 받는 사실중의 아주 일부분이지만 2021년, 독에 굳어져 가는 우리 몸과 몸을 구성하고 있는 세포이야기다. 쉽게 체크되어지는 건강했던 얼굴의 브라운스팟의 의미가 피부 밑이 점점 굳어져 가거나 생명력의 에너지가 끊어져 피부로 드러난 부분임을 알려주고 싶었다. 문화의 독으로 부터 아무도 자유롭지 않기 때문에 우리가 보는 것, 보여 지는 것 너머를 보고 우리의 안과 밖을 점검할 수 있는 지혜가 필요하다. 그에 앞서 내 몸의 세포가 얼마나 민감한지 우리 몸의 소리에 귀를 기울여야한다. 반드시 그래야만 살아갈 수 있는 이 시대에 어딘가에 고발하는 눈물의 고발장이 되어본다. 이미 의학이 5G를 넘어 6G를 향해 가는 시대에 살고 있다. DNA를 넘어 우리의 중성자의 파동이 우리를 만들어내는 프로그램인 것을 알게 되면 우리가 느낄 수 있는 우리 몸의 치료도구는 우리 몸의 보이지 않는 에너지임을 알 수 있을 것이다.

1930년대까지 미국의 의학 주류였던 에너지 의학이 최근 전자약, 일렉트로 슈티칼이란 이름의 옷을 입고 화려한 부활을 하고 있다. 한국에서 에너지 의학은 많이 알려지지 않았으나 에너지의 학이 함께하는 수술방의 환경은 기적 같은 답이 쏟아지고 있다. 우리가 놓치고 있던 것이 무엇인지 그 솔루션이 바로 에너지 의학에 있는데 이 생각이 개인의 생각이 아니기를 바란다. 많은 환자에게 적용되고 논문이 쌓이는 시간을 기다릴 여유가 없다.

지금은 성형수술을 하며 환자의 수술환경을 만들고 지켜보고 있지만, 에너지치료의 기적 같은 일이 성형수술에 멈출 거 같지 않은 조짐이다.
기적이라 생각되는 부분을 의학으로 끌어내리는데 디테일의 디테일이 필요하고 지식에 지식이 필요하다.

난치로 넘겨졌던 부분의 비밀들이 풀어지고 있다.
세포 하나 하나의 미토콘드리아가 에너지를 뿜어내고 있다.
심지어 성형수술을 하고 다음 날 실밥을 뽑는다.

줄기세포가 모든 치료를 하기에 턱없이 부족한 이유를 해석해 본다.
내 몸의 줄기세포가 일하기 위해서도 필요한 것은 에너지였다.

우리가 양자컴퓨터를 이야기하고 있지만, 우리가 실제적인 가장 훌륭한 양자이며 우리 스스로의 에너지가 채워질 때 우리의 진정한 치유가 시작됨을 알고 있다.

의료기술이 아닌 우리 몸을 들여다보기로 했다. 우리 몸속의 비밀은 너무 많이 알려져 있다. 한 사람의 세포의 수는 50조에서 220조 개란다. 진단기술의 발달로 사진영상으로 내 몸속을 들여다볼 수도 있다. 심지어 양자컴퓨터가 곧 보여줄 기술로 인체의 신비는 속속들이 까발려질 것이다. 그러면 나는 의사면허증을 가지고 뭘 하지? 의사의 경험이 쌓이며 잘못된 문화의 독으로 우리의 피부가 몸이 돌이 되어가는 것을 보았다.

돌 깨는 의사, 내가 할 일이다.
플라스틱 수술에 의해 플라스틱이 되어가는 우리의 몸을 재건해야겠다는 생각도 들었다. 이 시대에 잃어버린 상식을 알려보기로 마음을 먹고 보니 눈에 보이는 것들이 많아졌다.

에너지 의학의 새로운 시작을 기대해 본 것이다.

시간을 당기고 싶으면 의사인 나 역시도 에너지를 보충해야 한다. 지금 한국에서는 에너지 치료를 하고 돈을 받을 수는 없어도 세계는 전자약의 시대를 맞이할 준비에 연구소의 불이 꺼지지 않고 세계의 파이낸스의 집합소가 되고 있다. 드디어 의학도 5G를 넘어 6G로 멈추지 않는 관문을 지나고 있지 않는가? 줄기 세포의 시작점에서 시끄럽던 그 시절 비아냥거리던 소리들…

"아직도 노벨상 안탔어?"

지금은 그러한 소리의 시끄러움이 문제가 아니다.

이 시대의 전쟁은 누구나 피할 수 없는 문화라는 독과의 전쟁이다. 주어진 라이프가 한 번뿐이라고 생각한다. 이것도 오답이다. 60부터 에너지를 충전하고 새로운 기획으로 인생을 시작한다. 우리 몸의 하드웨어에 소프트웨어를 활용 하지만 정작 라이프웨어 디자이너가 되어보는 시각은 일반화되지 않았다. 이러한 소설 같은 일이 2021년에 일어나고 있다면 그런 가능성의 이야기를 나의 이야기로 끌어와 본다.

아톰같이 배터리를 충전하는 장소가 있다면 말이다.

다시 날아오를 일만 있을 터인데….

재충전 없이 써 버린 배터리의 충전!

우리 인류에게 에너지가 높은 사람들의 이야기는 두고두고 회자된다. 나폴레옹, 알렉산더, 칭기즈칸, 시저 괴테…. 그리고 이 시대의 스티브잡스 또한 지치지 않는 열정으로 잠자는 시간도 잊고 살았다. 우리의 시각을 좀 넓혀 에너지를 우연히 충전했던 이들의 인생이 이 시대에 누구에게나 펼쳐지는 도구가 되었으면 하는 바람이다.

우연이 절대 아닌 우연의 세계로~

분명 에너지가 높은 사람들이 성공확률이 높다. 2021년이란 시간은 너무나 빠르게 지나가고 있고, 손바닥의 핸드폰을 통한 모든 정보망은 지구를 한 촌락으로 바꾸어 놓았다. 우리가 지금 해야 할 일은 습관을 점검하고 우리의 신중한 선택이 나를 만들고 있는 것을 아는 것이다. 시간이 지나가면 알 수 있다고? 그런데 그 시간은 너무나도 빨리 다가온다. 우리의 잘못된 습관이 쌓여서 무너지면 우리는 예민하다는 말로 재빠르게 도망간다. 그래서 버틸 힘이 없는 이 세대에게 에너지를 이야기해 주어야한다. 강냉이죽을 먹고도 아이를 열 명씩 순산하던 우리의 할머니 세대에 있었던 온돌과 아궁이부터 이야기해주고 싶다.

우리들의 다음 세대들은 플라스틱 젖병에 따뜻한 우유를 먹고 팸퍼스 기저귀를 차고 있다. 아이들이 건강하지 못한 것은 결코 우연이 아니며 아이들 탓도 아니다. 계면활성제 세제, 플라스틱의 독과 부직포의 독이 어린아이들의 피부를 통하여 들어가서 쌓이는 것이다. 그 독은 우리가 해독할 수 있는 능력을 넘기기도 전에 독으로 쌓이고, 세포 안으로 들어가서 싸인 독은 음식으로도, 기도로도 해결돼지 않는다. 문화란 이름으로 포장된 우리를 둘러싼 독이 우리의 에너지를 좀 먹기 때문이다. 이 시대의 독을 예민하게 대처해야 한다. 독이 우리를 죽음으로 몰아가고 있고 혹자는 지구를 탈출하라고 한다.
하지만 5G, 6G 시대가 열리는 만큼 독에 대한 솔루션도 업그레이드되고 있다. 우리가 피 한 방울의 비밀만이라도 제대로 알고 우리가 잃어버린 에너지가 의학의 옷으로 우리에게 덧입혀진다면 우리가 망가트린 얼굴, 몸은 회복될 것이다.

에너지가 쌓이면 스스로 디톡이 된다.

독으로부터의 탈출이 가능하다. 독으로 굳어가는 몸의 돌을 깨는 의사에서 5G, 6G로 계속 전진하는 의학을 펼치는 의사로 거듭나길 바라본다.

이 글들은 데카비 디톡스 클리닉의 30명의 이야기다. 치유받는 이와 치유하는 이들의 이야기일 수도 있겠고 환자를 치료하며 환자가 되어보기도 하며 서로의 호흡이 함께하였던 이야기로 멈추지 않는 진행형이다. 지구촌의 한 작은 공간에서 일어나는 이야기들을 책으로 세상에 나오게 해주신 신용주 박사님께 진심의 감사 드리며 연구소와 함께 한마음이 되어준 우리 클리닉의 식구들의 사랑의 섬김에 머리 숙여 깊이 감사 드린다.

01 얼굴이 작아진 이야기

에너지 성형 후 젖살이 빠졌어요.

박예린

씻기를 멈추고 얼굴이 작아졌어요.

김혜민

위 치료 후 얼굴이 작아졌어요

안혜원

에너지 성형 후 젖살이 빠졌어요.

박예린

아빠와 딸이 함께 치료받는 아름다운 이야기다.
딸은 아빠를 닮아 아름다운 목소리를 가지고 있다. 그 아빠에게 사람들이 그 아빠의 성대에 줄기세포를 쏘아주었냐고 할 정도로 아빠의 목소리가 특이하게 좋은데 딸이 운 좋게도 아빠를 닮았다. 목소리도 예쁜 예린이 고1 겨울방학 동안 날씬해지고 싶어서 지방흡입을 하겠다고 아빠에게 할머니에게 회유와 협박을 한다. 그들의 언어로 '뼈벅지' 를 원하고 있단다.

일단 시간을 벌어야 했다. 어릴 때의 미국 생활에 익숙한 학생들의 특징을 모두 가지고 있다. 일단 EQ가 높고, 자유분방하다. 집중하면 꼭 해내고 만다. 그 무엇보다 관상이 특이하게 너무 좋고 목소리가 특 A 아나운서급이다. 이럴 때 어떻게 도와줄지 아이의 마음을 사는 것이 우선이다. 한국에 와서 적응이 힘들었던 부분을 위로하며 에너지를 높여주는 전략을 짜고 첫 번째 만남을 가졌다. 일단 말을 들어주고 치료의 순서에 대해 설명을 해야 했다. 지방흡입을 뒤로 미루는 이유와 피부를 건강하게 해서 림프라는 조직이 건강해지면 스스로 살이 빠진다는 이론을 어렵지 않게 풀어가며 이해를 시키는 것이 급선무였다. 지방흡입의 후유증을 알기에 아이의 건강을 사수하기 위해서는 시간이 필요했다.

치료가 시작되었다. 면역기능이 좋아지면서 다리의 부종이 빠지고 무릎의 골이 보이는 것을 보았다. 신기해했다. 그 마음을 사고 에너지를 높이는 치료를 해나가는데 어린 나이라 속도감이 보였다. 지방흡입의 목적을 희석하는 시간을 벌어야 했다. 이렇게 몸과 마음의 준비 후에 수술방으로 옮겼다.

겨울방학이 끝나기 전에 피부를 건강하게 만들려는 목적으로 허벅지를 둘러서 얼굴의 뒷목부터 두피 그리고 앞의 뺨 부분까지 회복 세포를 넣어주었다. 아이는 아프지 않고 줄어드는 허벅지에 감동하는 듯했으나 원점으로 돌아가서 질문이 들어왔다. 겨울방학이 끝나가는 데 언제 지방흡입을 하느냐고 했다. 지방흡입 수술이 목적이 되어서는 안 된다. 성형수술을 감행하는 데는 이유가 있어야 한다. 그 후유증은 생각하기도 싫다. 한창 성장기에 몸의 신경망을 교란시키면 아이는 근 골격계가 무너질 수도 있다. 지방흡입을 한 사람들의 연골의 무너짐은 많이 알려져 있기도 하고 그 후유증은 두고두고 몸을 괴롭힌다. 정확한 목표가 무조건의 지방흡입인지 아니면 날씬해지고 싶은 건지 질문을 던졌다.
겨울방학이 끝나가면서 얼굴의 피부가 고급스러워지고 턱선이 날렵해졌다.

허벅지보다 목선이 더 빠르게 빠지고 성숙해 보였다. 처음 만났을 때의 젖살이 안 빠진 귀여운 모습이 많이 없어졌다. 한 달이 안 되었는데 이마가 많이 나와 보였다. 이마의 피부가 건강해지면서 앞이마 부분의 뼈와 근육에 영양공급이 잘 되니 이마도 나와 보인 것 같았다.

우리 예린이는 좋겠다.
나중에 나오미 캠밸같이 멋지고 에너지가 강한 여성으로 그 목소리로 한세상을 휘어잡을 것만 같다. 나오미 캠밸은 눈물의 사투로 그 몸매를 만들었겠지만 우리 예린은 아빠 덕에 5G 에너지 성형을 했다. 스스로 림프가 건강해져서 살이 쭉쭉

빠질 날을 기대해 본다. 회복 세포에 에너지를 넣어주면 림프의 복원이 빨라진다. 그러면 머리의 두피도 시원해질 것이다. 예린이가 공부하느라 아빠에게 원하는 것을 얻어내려고 잔머리를 아무리 써도 머리는 순환구조를 갖추고 시원시 원할 것이고 따라서 여드름으로 열이 빠지는 일은 없을 것이다. 피부는 회복 세포덕에 에너지 높게 빛이 날 것이고 얼굴은 점점 작아질 거고 몸매와 얼굴과 머리 모두 갖추었다. 이제 에너지도 높아졌으니 천천히가 아닌 빠른 속도로 진행할 것 같다. 그녀가 원하는 뻐벅지를 향해~!

아빠와 또 전략을 짜고는 아빠의 기대감을 말로 심어주기 시작했다.

"아빠는 너를 믿어~ 아빠는 잘할 걸 알고 있어!"

이 씨앗이 심기어지고 열매 맺을 때 그 아빠의 믿음대로 딸은 아빠의 최고가 되어있을 것이다. 절대 멈추지 않는 진행형이다. 공부는 하고 싶을 때 하고 에너지를 높이려 아빠는 딸과 함께 클리닉에 오고 싶다. 멈추지 않는 실갱이의 모습이 참 아름답다. 아빠는 에너지 성형으로 젊어지고 딸은 에너지 성형으로 성숙해 진다. 서로를 바라보아주고 격려하는 아빠와 딸, 영원한 연인이다.

에너지 성형이란 이 시대에 꼭 필요하다. 운이 좋게도 아빠가 충분히 이해하고 자신의 분신을 데려왔지만, 지금도 공부를 강조하고 하루에 두 번의 샴푸를 강행해가며 공부하는 아이들의 여드름을 생각해본다.

우리 몸의 모든 세포는 일을 하면 열이 발생한다. 머리의 세포도 예외는 아니다. 우리의 아이들이 두피의 열이 빠져나갈 데를 찾지 못하고 머릿속 뇌세포를 푹푹 열 속으로 몰아넣고 지쳐간다. '머리가 뜨거워요' 를 외치거나 여드름이 있다면 에너지성형이 답이다.이럴 때에 머리의 통로를 시원하게 회복세포를 넣어주면 아이들이 숨을 쉰다는 표현을 한다. 아이들에게 씻는거 좀 그만

시켰으면 좋겠다. 얇아진 두피가 열을 빼낼 수도 없고 얇아진 피부가 열을 빼낼 수가 없다.

우리 예린은 미국 생활이 익숙하고 EQ가 높다. 공부는 알아서 하고 에너지를 높이려는 아빠의 사랑은 훌륭하다.

아, 참! 예린이가 책을 읽고 싶다며 아빠와 함께 서점 간 것을 자랑하는 아빠의 얼굴에서 역시 선택이 옳았다는 것을 알 수 있다. 에너지가 높으면,
"공부는 알아서 하고."

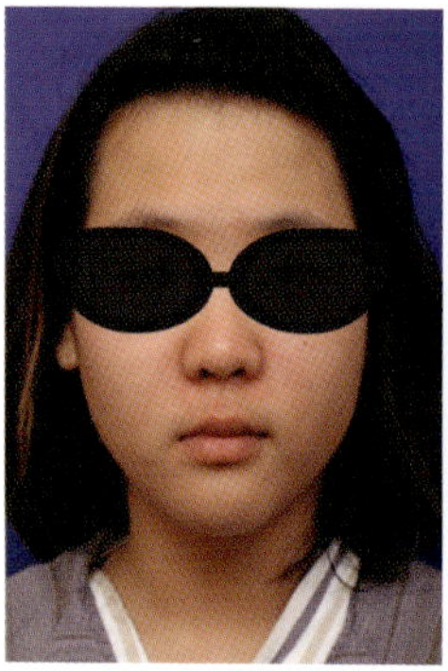

Before

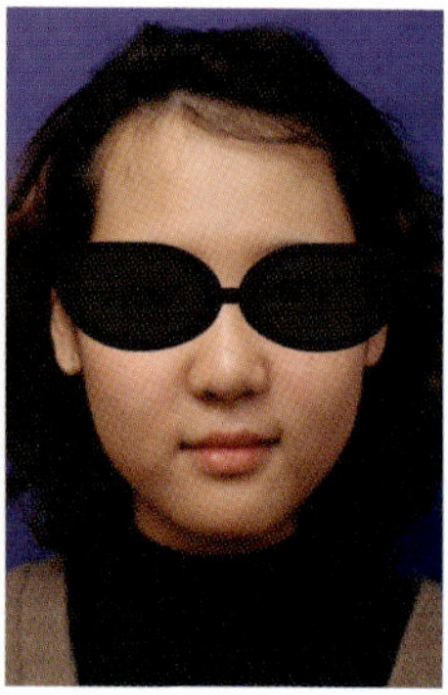

After

에너지 성형을 하면 모두 38개인 얼굴의 근육의
에너지가 모여든다. 코도, 뺨도 모아지고
입 꼬리도 올라가고… 이마는 점점 앞으로 튀어나온다.
진행형인데 아무도 못 알아보겠지만 앞으로의 변화를
기대한다.

씻기를 멈추고 얼굴이 작아졌어요.

김혜민 – 피부장벽

클렌징폼 한 시간의 재앙, 여기서 멈추지 않는다. 하루에 샴푸 두 번에 값비싼 스파 제품으로 몸의 각질을 제거한다. 이렇게 하루하루의 시간이 쌓여 나이 30이 넘어가면서 얼굴의 피부와 몸 두피까지 모두 얇아져 있는 것은 당연하다. 무엇을 위해 그렇게 열심히 씻을까?

절대 썩지도 않는 화장품, 허용치의 방부제를 처벌처벌 바르는 일상에 우리의 무의식은 독인 줄 알고 그렇게 씻어내야 하기에 씻어대는 걸까 아니면 자아에 취해서 한 시간은 나의 얼굴을 보아야 하는 걸까. 거울을 보고 '거울아 거울아 이 세상에서 누가 제일 예쁘지' 의 주인공이었던 20대의 백설 공주 같았던 나의 얼굴의 피부는 시간이 쌓여 30대가 넘어가며 빨갛고 얇아서 흐물흐물해진 마녀의 얼굴을 향해 가고 있을지도 모른다.

자동차의 외관처럼 우리는 보여지는 피부를 통하여 얼굴을 보고 있지만, 피부밑에는 속 피부가 있고 신경망과 혈관 림프 등등이 있다. 자동차의 외관이 튼튼해야 하는 것처럼 우리의 피부가 튼튼해야 하는데 너무 얇게 하면 빗물이 새어들면서 몸체가 녹이 슬듯 우리의 피부 장벽이 무너지기 시작하면서 병이 들기 시작한다. 세포가 일을 하면 당연 열이 발생하는데 그 열도 빠지기가 힘이 들어 하는 순환이 안 되는 여드름처럼 트러블로 드러나기 시작한다.

세포는 스스로 에너지를 충전할 능력이 있다. 에너지충전은 커녕 오랜 시간의 마모로 병이 들어가고 피부는 트러블이란 소통의 도구로 말을 하고 있다.

"좀 그만 하시죠~ 제발, 그만 좀 씻어요! 아~ 아파!"
몸의 곳곳의 장벽이 무너져 내린 사람들, 그들에게 물어본다.
"샴푸는 몇 번 하세요?"
"목욕은 몇 번? 그리고 삼중 세안은 하시나요?"
그리고 이 시대의 젊은이들에게 외쳐본다
"그만 좀 씻으세요!"

면접 볼 때 마스크 속에 가려졌던 성인여드름으로 고민하는 이야기다. 얼굴을 깨끗하게 씻는다. 한 시간씩 폼클렌징으로, 거품으로 나의 피부는 마모되기 시작한지 오래다. 항공사에 들어가서 좋은 화장품으로.

그런데 30대가 넘어서며 피부가 예민해지기 시작했다.
빨그스름하고 마음대로 화장품을 바꾸지도 못하고 최근 들어서 코로나이후 마스크 밑의 성인여드름은 스트레스지수를 너무 높이고 있었다. 온몸의 자반증은 왜 그리 심해졌는지…. 그리고 얇아지는 머리카락! 이 모든 원인이 본인이 피부를 얇게 하는 습관에서 시작되었음을 알게 되고 즉시 삼중 세안을 그만두었다.
샤워기와 비누를 바꾸고 물 위주로 가벼운 씻음으로 시간도 벌었다.

쉬는 날 뭐하지~?라는 질문에 자반증으로 병원진료를 예약해 놓았단다.

당장 피부를 쉬게 하고 기본 세안만 하는 처방을 선택했다. 이제부터 시작될 병원투어는 시작도 안 하고 결국 인생이 바뀐 것이다.

화장을 안 한 얼굴의 빨간 피부의 트레이드가 어느새 없어지고 얼굴이 탄탄하고 작아진 것이 분명하다. 아직은 남아 있으나 자반증도 없어질 예정임이 분명하다. 몸의 순환계와 면역계는 회복되는 시간이 필요하다. 여드름이 안 나오기 시작하고 얼굴이 작아지고 탄탄해진 걸 누구나 알아볼 수 있는 데에는 채 2개월이 안 걸리는 시간이다. 자반증이 없어지는 데 걸리는 시간이 궁금하다.

피부 장벽이 무너지면서 생기는 일은 생각만 해도 끔찍하다. 피부가 피부의 역할을 하지 못하는 대표가 여드름인데 요즈음 유행하는 성인 여드름이 대표일 것이다. 지루성피부염 또한 피부가 깎여서 일어나는 증상이다. 병원의 일시적인 처방보다는 더 피부가 얇아지는 세안습관부터 고침이 훨씬 더 바람직하다. 어린아이의 피부는 두껍고 나이 들어갈수록 피부가 얇아지는 것을 보면 두꺼운 피부가 훨씬 건강함이 분명하다. 이러한 상식을 기본으로 피부의 노폐물을 빼는데 폼으로 마모시키는 세안습관은 얼른 그치고 크린징 로션 등으로 가벼운 세안습관이 우선이다. 그 후에 피부 스스로 회복할 수 있도록 피부에 에너지를 넣어 세포의 미토콘드리아가 독을 배출하게 하면 회복에 필요한 에너지는 세포에서 얻어진다.

우리가 뭐 심장에게 명령을 내려야 심장이 뛰는 것은 아니다.
스스로 생명력을 유지하기 위해 심장은 우리의 의지와 관계없이 뛰는 것이다.
우리의 피부도 너무 못살게 굴지 않으면 스스로 본연의 목적 피부 장벽을 재건할 수 있다. 우리 몸은 그렇게 생겨 있다.

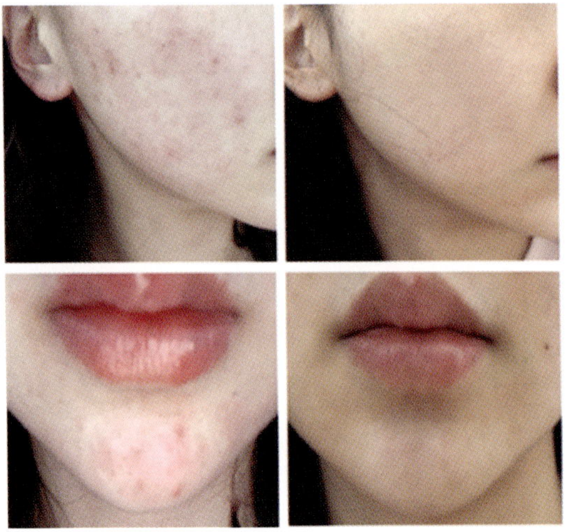

Before **After**

빨갛고 예민한 피부, 성인 여드름, 자반증 머리카락이 얇아졌어요. 피부가 건강해지는 세안습관은 간단히 씻음 얼굴이 작아졌어요.

위 치료 후 얼굴이 작아졌어요.

안혜원 - 위의 에너지 회복

5월에 손난로라니~?

손발이 얼음보다 차가워서 병원에 가보려고 한단다. 병원에 가면 무슨 방법이 있을까. 그리고 만성피로와 생리 전 증후군도 심하고 목의 통증도 있다. 하지정맥으로 종아리의 통증도 심하다. 요즈음 젊은이들이 앓고 있는 세트메뉴다. 흔히 흔하게 너무나 많은 젊은이들에게 일어나는 증상이다. 원인은 위가 음식물의 에너지를 흡수하지 못해서 에너지공급이 안 되어 일어나는 증후군이라고나 해야 할까. 증후군에 해당하는 해결은 위와 장이 에너지를 흡수하여 전신으로 에너지를 공급하면 해결된다? 아무도 믿지 않을 에피소드다.

엘 아르기닌 1000, 콜라겐, 비타민 종류별 씨는 3000, MSM, 강황, 루테인, 오메가 3, 유산균, BCAA 아미노산 단백질, 양배추 즙. 이러한 종류의 영양제 건강식을 20대 초반부터 챙겨 먹고 30대 후반이 되었는데 손발은 냉골이고 먹은 영양제만큼이나 많은 증후군으로 시달리고 있다. 복부에 에너지를 넣어 보고 역시나 다르지 않았다.

이런 경우에 예외 없이 나타나는 증상이다. 위장의 연동운동이 잘 안 되니 에너지공급이 잘 안 되어 일어나는 증상이라는 진단을 내리는 것이 과연 맞을지 모르겠지만, 치료 후 바뀌었다.

아주 빠른 시간에 일어난 일이다.

아이스크림을 먹으면 위에 찬 음식물이 들어갔는데 머리가 심하게 차가워 띵한 느낌이 드는 경험을 흔히 한다. 그렇게 우리의 위는 뇌와 함께 움직이는 그 무언가가 있다. 마치 손을 따면 위의 체증이 내리는 것처럼 우리 몸은 부위별로 연결되어있는 것을 이렇게 작은 경험을 통하여 누구나 알고 있다. 신경계는 해부학에서 공부한 신경망이 아니더라도 우리 몸을 지배하고 있다.

혹자는 와이어리스 신경망은 홀로그램의 형태로 우리 몸에 퍼져있다고 하는데 이러한 표현방식이 가장 적절하다. 심지어 전쟁터에서 다리를 잃어버린 곳의 통증은 다리가 붙어 있는 것 마냥 생생하다고 하는 이야기는 설명이 안 되어도 알려진 이야기이다. 그 와이어리스신경계를 우리는 복원할 방법을 찾아야 한다. 보이는 의학에서 답이 없을 때 신경성으로 치부되는 일을 우리는 간과하지 말아야 한다.

신경성으로 치부되기 전에 신경이 일하기 위해 음식물의 에너지가 공급되어야 하고 공급되더라도 흡수하여야 하는데 위가 역할을 못한 거 같다.

그 시작은 에너지원인 음식이고 음식물의 흡수는 위부터 일어나니 위의 운동이 잘 되고 있는지 점검함이 시작점이다. 위의 움직임이 시작되고 얼굴이 환해지는 것을 보고는 '나이가 젊어서 그런가 보다' 라고 생각했는데 다음 날의 반응은 그 이상이다. 어쩜 손의 온도가 살짝 높아진 것 같이 냉골이 없다. 그녀는 하루종일 가스가 나오고 식욕이 당긴다는 것이다. 진정한 장 움직임과 소화의 시작,

그 어렵던 다이어트의 문제가 해결되기를 기대하게 되었다.

일주일 뒤에 두 번째 치료가 시작되었다.
위장의 에너지회복, 위와 장의 연동이 시계방향을 따라 움직이기 시작하고 치료가 끝나기도 전에 배고픔을 호소한다. 우리 몸은 회복을 위하여 음식물의 흡수를 필요로 하는 것이다. 그 모든 치료의 키는 위의 에너지 흡수였던 것이다. 그날 밤새워 숙변이 나왔다고 하는데 다음날 손의 온도는 더욱 올라가고 손난로를 잊어버렸다. 살이 찐다는 이야기는 림프가 건강하지 않아 독소배출이 안 되어서 몸의 쓰레기가 쌓이는 것으로 보는 시각도 있다. 한편 순환이 잘 된다는 이야기는 먹고 배출을 잘할 수 있다는 이야기이기도하다. 다이어트에도 일조한 것 같다. 보여지는 실루엣이 허리가 잘록, 이렇게 쉽게 우리의 몸은 스스로 아름다움을 연출할 수 있는데 우리는 몸의 소리를 듣지 못하고 밖에서 무언가를 해야 한다고 생각한다. 만성피로의 소리는 무기력의 소리이다. 게슴츠레한 눈빛이 에너지 없음을 호소하고 생리를 감당하지 못하는 몸의 소리는 에너지가 고프다는 이야기다. 이 많은 영양제가 들어가더라도 흡수가 되지 않으면 에너지공급원이 되지 못한다.

복부에 에너지가 주입되면서 손발의 따뜻함을 회복하고 뒷목의 통증이 해결되기 시작하였다. 만성피로증후군은 물론이고 다리의 하지정맥도 좋아지고 있다. 그런데 갑자기 엘 아르기닌으로 효과를 보기 시작했단다.

우리는 이렇게 몸의 소리를 듣기보다 외부의 영양제를 의존한다. 유산균으로 장의 운동을 회복한다고 믿는 것은 우리 몸을 철저하게 무시한 것이다. 우리 몸의 220조개의 세포가 단백질공급으로 보약처럼 눈을 가릴 수는 있어도 회복의 개념은 다른 것이다.

비타민 씨를 먹고 잠시 상큼한 기억에 노출될 수는 있어도 우리가 회복될 수는 없다. 회복은 분명 다른 문제다. 갑자기 항상 먹고 있던 엘 아르기닌 1000으로 피곤하지 않다고 느끼는 건 우리가 무언가를 해야만 건강해진다는 아직도 단답형 구조의 사고방식이다. 영양제를 흡수하기 시작한 위의 운동을 이야기할 수 있어야 하고 에너지가 채워지며 스스로 회복할 수 있는 신경계와 면역계 정도를 이야기 할 수 있어야할 것이다.

지금 뒷목은?
"어? 안 아프네?"

몸의 각 부분으로 에너지가 전달되기 시작했다.
기쁜 소식은 목의 통증이 없어진 것도 피곤함이 덜 한 것도 손발이 따뜻해진 그 무엇보다도 얼굴이 촉촉해지고 작아진 것이다. 산모같이 항상 부어있던 얼굴이 보통사람같이 보인다. 거울을 보며 연예인의 아이콘이 될 준비를 한다. 그녀는 체크포인트를 찾았다. 작고 빛이 나는 얼굴은 위로부터의 에너지가 공급되고 있다는 증거다.

30대 후반에 10년 동안 매일 먹는 건강식품

양배추 즙

유황

마그네슘

오메가3

디알파토코페롤

BCAA 아미노산 단백질: 마그네슘,셀룰로즈,글루텐, 소이빈,유당, 계란, 땅콩

강황

엘 아르기닌 1000

콜라겐

종합 멀티 비타민 3000

MSM

강황

루테인

유산균

이러한 음식들이 위가 흡수를 못 시키면 아무 소용이 없다는 사실을 알았다.

치료의 플랫폼을 기대하며…

지방흡입
얼굴 작아지고 고급스러워지기
이마가 앞으로
여드름
얼굴이 작아지기
홍조
자반증
수족냉증
만성피로

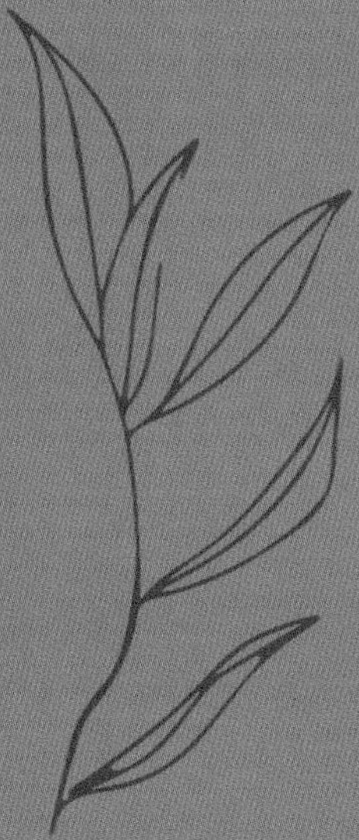

02 얼굴이 예뻐진 이야기

아토피가 치료된다는 것은 프록램의 회복이다.

최은지

에너지성형은 원래 그러한 듯이 시간을 돌린다.

김은경

에너지가 높아지면 스스로 치료한다.

김은혜

아토피가 치료된다는 것은 프로그램의 회복이다.

최은지 – 아토피

아토피가 없어지면 아름다워지는 것은 당연한데 그것만을 본다면 오답이다. 아토피가 없어지는 것은 브로큰 된 프로그램의 회복이기에 자신감의 회복이라고 또 이야기하지만, 이것도 오답인 이유는 회복하면 머리가 당연히 좋아진다. 이러한 과정을 함께 한 환자의 이야기다.
새집을 좋아하시는 부모님 덕에 어렸을 때, 정확히 태어나면서부터 이사를 자주 다녔고 항상 새로운 인테리어에 노출되었다. 아토피가 없는 상상을 해본 적이 없단다.

아토피를 피부병이라고 하는 것이 정확한 진단일까?

아토피 환자의 90% 이상의 환자들에서 어렸을 때 새집증후군에 노출된 경우가 많다. 역시 독이다. 우리의 경험에 의하면 아토피는 독에 의한 프로그램이 오류가 난 것으로 보고 있다.
면역억제제나 스테로이드로 장기간 치료하는 것보다 회복세포를 이용한 에너지성형으로 짧은 기간에 치료반응이 아주 좋다. 오빠도 똑같은 아토피다. 오빠와 똑같은 약을 먹고 있단다. 쌍꺼풀을 수술하러 왔다가 아토피 치료를 권하게 되었고 아르바이트한 돈으로 수술하게 되었다.

첫 번째 그리고 두 번째 방문 그녀의 반응은 숨을 쉴 거 같은가 보다. 에너지를 충전하는 것이 수술 전에 꼭 필요한 환자다.

세 번째 방문해서 수술 방으로 안내되었다. 목의 아토피와 입술의 아토피가 안쓰러움을 자아낸다. 회복세포를 넣는 과정에 수면마취를 하게 되는데 마취 중 무의식적으로 움직임이 아주 심하다. 몸이 수면마취를 견딜힘이 없다고 보일 정도로 의료진을 버겁게 한다. 마취를 계속하고 치료결과를 주장하기에는 환자의 호흡상태가 안 좋다. 급하게 서둘러서 눈의 안검하수 부분, 입술 포함 얼굴의 전반적인 부분에 회복세포를 넣었다. 환자가 깨어나게 되면 수술하는 동안 일어났던 일을 전혀 기억하지 못하기 때문에 아토피가 없어 보이게 하는 것이 급선무다.

어느 환자라도 본인의 상태 생각은 안 하고 결과만을 보기 때문이다. 젊은 친구라 부종도 빨리 빠지고 멍은 좀 들었으나 입술과 목 부분의 아토피는 흔적이 없어졌다. 안검하수, 눈뜨기도 편하단다. 아토피 없이 살아본 기억이 없는 그녀는 어색한가 보다. 아주 기분 좋은 흥분의 기대감으로 설레도 엿보인다. 부끄럽고 쑥스러움의 자신감 없는 삶의 껍질을 깨고 나오는 순간 같다. 치료를 즐기는 것 같다. 엄마는 딸이 다른 사람이 된 것에 좀 놀라는 눈치이다. 기분이 나쁘지는 않다. 아빠도 어떤 병원인지 확인 차 다녀가고 집에서는 이런저런 변화가 있는 모양이다.

우리는 수술 방에서 은지의 상태를 기억하기에 얼른 부종이 빠지고 에너지가 채워져서 진짜 좋은 치료임을 인식시키려 열심이다. 하지만 그 정도로 끝낼 수 없어 한 번 더 수술 방으로 초대했다. 몸의 회복세포의 수가 더 많으면 더 좋을 걸 알기에, 의사의 환자를 향한 사랑이다.

두 번째 수술할 때 항상 놀라는 일은 한 번의 치료로 이렇게 많이 좋아져 있구나를 감탄하게 된다. 우리가 맨 정신으로 바늘을 찔러대지 않는다.

그래서 환자의 정확한 상태는 수술 방에서 알게 되는 경우가 대부분이다.

첫 번째 수술 방 이후 삼 주, 그녀의 혈관이 많이 생겨있었다. 호흡도 많이 안정화 되어 치료 시간을 확보할 수 있었다. 환자도 중요하지만, 의료진의 불안감은 치료를 충분히 할 수가 없는데 지금 환자의 상태는 훌륭하다. 이왕하는 김에 회복세포가 팔꿈치, 뒷목의 아토피까지 꼼꼼하게 들어간다.

우리 몸의 특징은 회복세포가 들어가더라도 우리가 원하는 곳에 도달하게 하려면 환자마다 다른 트릭이 필요하다. 환자의 세포가 이렇게 깨어져서 림프가 확실하게 살아있는지도 모르는 상황에서 피부 바로 밑의 림프복원이 목적이라면 겉에서 상처를 내어주는 것도 한 방법일 수도 있다.

환자의 몸은 상처가 난 줄로 착각하고 온몸의 회복 세포들을 총동원할 터이니, 의사의 경험치가 한꺼번에 몰입되는 것이다. 에너지를 높이는 것은 정상세포로의 복귀시간을 당길 수 있다. 또 주어진 시간에 에너지 장을 걸고 에너지를 넣어주고 우리가 가지고 있는 도구는 짧은 시간에 모두 다 펼칠 수 없어도 최선의 치료를 하고 있다. 이러면 몸은 지친다. 환자 보호자의 말 – "집에 오면 기절하듯 잠만 자요." 이렇게 시간이 지나면서 그녀의 자신감으로 안검 하수가 치료되는 것 같다. 얼굴의 촉촉함, 아름다운 입술, 큰 키에 길어진 목, 얼굴도 작아지고 짧아지고 모아졌다. 우리의 대화는 직업을 바꾸어 버릴 거 같다.

"모델로 나아가야 하지 않아요?"

안에서 솟아오르는 자신감의 회복을 지켜보며 새로운 삶으로의 안내자의 역할을 충분히 해내었다고 본다. 의료진도 환자와 가족들도 모두 만족 이상이다.

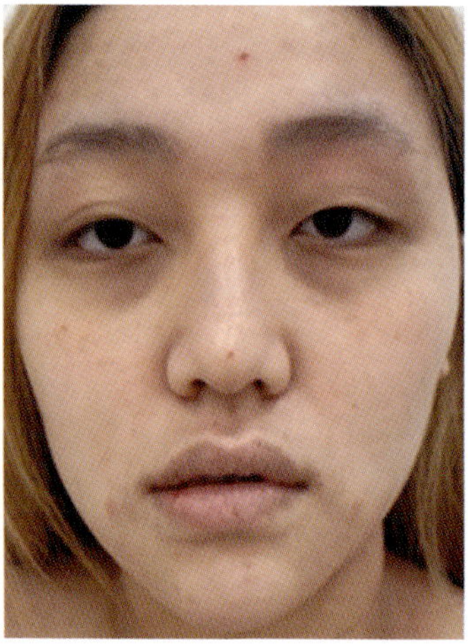

Before

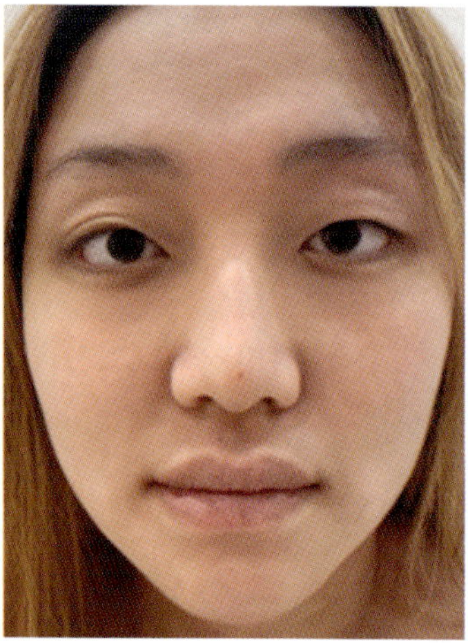

After

아토피가 치료된다는 것은 프로그램의 회복이다. 시작점이 이렇게 예뻐지면 앞으로의 변화가 기대된다. 에너지성형을 하면 변화하는 속도가 참 빠르다.

에너지성형은 원래 그러한 듯이 시간을 돌린다.

김은경 – 믿음의 치유

교통사고후유증, 손발이 따뜻해졌고 변비가 없어졌네.

리틀 잔 다르크 – 그녀의 애칭을 굳이 붙여본다.
68세 여자 분과 대화를 하면서 이상한 일을 알게 되었다. 대화의 내용이 똑같은 레퍼토리로 반복되는 것을 알게 되는데 그리 오래 걸리지 않았다.

마치 고장 난 라디오처럼 대화를 시작하면 그 레퍼토리가 토씨하나 틀리지 않고 계속 나온다. 며칠이 지나서는 다른 레퍼토리가 추가되기 시작하고 새로운 레퍼토리는 또 똑같이 고장 난 라디오처럼 들린다. 내가 또 스위치 온을 했나?

이렇게 책을 읽고 있는 분들 중에 자기의 대화 내용을 점검해 볼 필요가 있다. 어쩌지? 나도 그런가?

교통사고 후유증으로 인하여 뇌세포의 브로큰은 치료할 타이밍을 놓치면 치매로 이어질 수 있다. 치매란 최근기억 단순기억을 못하는 일로 시작되며 명사를 잊어버리니 뇌신경의 증상으로 오해하지만 그 단순논리로는 절대 치매의 진행을 막을 수가 없다.

우리의 에너지충전 그 치료로 초기 치매는 저절로 없어지는 경우가 대부분이다. 아무도 모르게 살짝 들어왔다가 나가는 이웃집 도둑처럼 흔적 없이 나가고 말 수도 있다.

우리의 뇌 세포가 죽어가는 원인은 배터리 아웃이다. 독이 차서 아웃 되는 경우도 있고 나이가 들어서인 경우도 있고 원인이 아무리 많아도 에너지의 학을 만나서 배터리가 충전되면 뇌세포는 서서히 살아나기 시작한다. 주위가 눈치 채기 직전에 아주 운이 좋았다. 우리 몸이 죽기 몇 초 전까지도 우리는 유언이란 말을 하고 있다. 뇌세포의 망가짐은 본인도, 타인도 알아채기가 쉽지 않다. 심지어 우리의 뇌세포는 아픔을 느끼지도 못 한다. 그녀에게 일어난 교통사고, 그녀의 뇌는 휴식이 필요하고 에너지 충전이 필요했다. 치료 3주차, 몸의 회복 세포들을 브로큰 셀 등에 넣어주는 시술이 시작되고 몸의 막혔던 브라운 포인트가 살아난다. 뇌세포의 소통이 시작되며 몸에서 일어나는 변화는 시간과 경주하는 듯했다.

얼굴의 두 턱이 점점 없어지는 모습을 바라보며 보는 의사에게도 기쁨이 되지만 거울을 보며 기뻐하는 환자에게는 삶의 전환이 되는 방아쇠 역할을 하게 된 듯하다. 무언가 부드러워지고 대화의 내용이 여러 가지의 레퍼토리로 변하는 것을 보게 되었다. 그녀에게 에너지가 채워지기 시작한 것이다. 그녀의 잠깐씩 보여주는 단어나 짧은 문장으로 이해하기 힘들었던 상황을 시간을 함께하고 많은 문장을 들어가며 이해라는 짜집기로 편집되어가기 시작했다.

그 삶을 어떻게 감당할 수 있었을까?
그녀는 숲 속으로 들어간 지 14년째이다.

자연의 냇물에 발을 담그고 개구리의 합창을 들으며 오스트리아 빈 합창단보다 아름다움을 알게 되었고 세수를 안 하고 잠을 자더라도 피부한테 당당할 수 있었다. 레이저 치료를 할 이유도 없었고 흙에서 땀으로 일군 자연식은 그녀를 맑게 건강하게 다시 충전할 힘이 되고 있었다. 그녀는 강들의 물길과 숲과 대화를 하며 걷고 또 걷는단다. 14년간의 시간이 그녀를 충전할 수 있었으리라 우리 클리닉으로 발걸음을 이끈 건 그녀의 삶의 에너지충전이 끝나서 무언가 그녀에게 다시 시작할 타이밍임을 알려줄 때였을 거 같다. 그녀는 그녀를 믿어주는 사람들에게 끊임없이 주고 주고 또 주는 삶이다. 우리 클리닉에서의 질문의 내용도 남다르다.

"내가 콩팥을 주기로 한 젊은 친구가 있는데 콩팥 투석하기 전인데 치료가 되나?"
"투석 전이면 빨리 데려오셔요~"
그녀의 질문은 끝이 없다
"파킨슨도 치료해? 간질은? 어머머머."

그녀의 내면이 풀어지기 시작하며 본인을 돌아보기보다 주위의 안타까운 사람들을 돌보아야 하는 프로그램을 타고난 그녀 머릿속에 생각나는 사람들이 끝이 없다.

그녀는 어느 날 고백한다.
다섯 번째 방문 후에 그녀의 스토리가 매듭이 풀어지듯 풀려나오기 시작했다.
"손발이 따뜻해지고 나 불면증이 없어졌어."

그리고 변비가 없어졌다. 그녀의 변비 스토리는 또한 재미있게도 들려준다. 그녀는 무지하게 고통스러웠을 터인데. 에너지 성형 그녀에게 '세상으로 다시 나가세요' 라는 이끌림의 첫 발자국이다. 진정한 에너지를 회복해가는 중에 우리 병원의 치료가 시작되었고 그녀의 예찬에 마치 땡잡은 느낌이랄까.

에너지치료에 절대 무시하지 못할 것은 나이다.
젊음이 부러운 건 어찌 보면 그 에너지가 부러운 거다. 그녀의 정신세계는 순수한 어린아이와 같다. 그녀의 믿음이 단순하고 확실한 건 어린아이와 같이 순수한 그 안의 무엇 때문이리라. 이러한 어린아이와 같은 정신세계를 가지고 있는 그녀에게 몸의 에너지를 채우는 거는 그녀에게 빠르게 많은 선물을 준다. 얼굴의 늘어진 피부가 없어진 것은 받은 선물 중 가장 으뜸인가보다. 바라기는 20대로 돌려놓고 싶지만 39세까지는 가능하기를 나도 그녀만큼 순수한 마음으로 믿어본다. 39의 나이로 세상에 펼쳐질 그녀를 응원한다. 그 무엇보다 그녀의 우리 클리닉을 향한 믿음 마지막시대에 생명 살리기를 해야 한다는 그녀의 믿음에 감사드린다.

이 시대에 잃어버린 에너지를 충전해야한다는 우리 클리닉이 하는 일에 대한 믿음은 '빅 자이언트 잔 다르크' 였다.

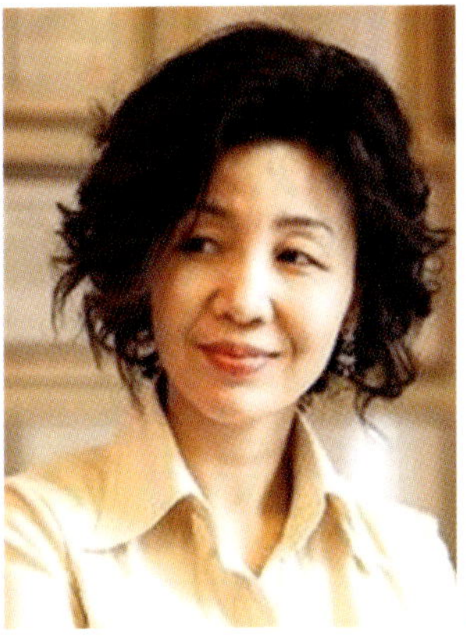

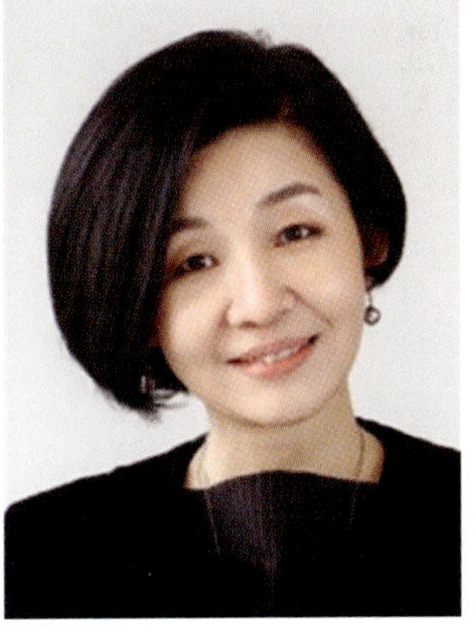

Before **12 years after**

예뻐지고 인사 받아도 얼굴을 공개하고 싶지는 않은가보다.
에너지성형은 원래 그러한 듯이 시간을 돌린다.
12년의 비포와 애프터가 바뀐 저자의 사진이다.

에너지가 높아지면 스스로 치료한다.

김은혜 - 지도 혀

엄마아빠의 좋은 점을 쏙 빼닮았다.
아빠는 선교사님, 엄마는 기도자. 어찌 보면 힘들었을 수도 있는 삶인데 아름답기가 그지없다. 환자의 혀에는 염증으로 지도가 그려져 있고 단 그 부분만의 상담을 하고 있는데 목 부위가 전체가 차돌같이 단단하다. 치료에 겁이 나기도 한다. 의사도 사람이니까. 아버지 선교사님에게 "조용히 몸이 너무 순환이 안 되니 비타민 등으로 면역기능을 올리고 시간을 길게 잡고 치료해야 할 거 같네요." 천천히 접근해 보기로 했다. 불면증, 생리 전 증후군 등 몸의 순환이 안 되는 증상들을 가지고도 환자의 눈은 영화 속의 주연배우같이 그윽한 고요함으로 인내하는 눈빛이다.

"원래 잘 참아요."

대학교 때 악바리로 장학금으로 등등 부모님의 자랑이다.
선교사님의 자녀들에게서 볼 수 있는 특징들이 있는데 그녀는 모든 것에 순종하며 인내하며 잘 살아왔다. 그 중의 하나가 혀의 염증이다. 혀의 통증의 시작은 어렸을 때 기억이 시작될 때부터인데 밥을 먹을 수도 없어서 응급실을 가고 이비인후과에서 소독하고 그렇게 살아왔단다.

그녀의 습관을 바꾸는 것부터 시작해야 했다. 일단 잠을 좀 잘 자려는 노력부터 시작합시다. 치료의 시작은 잠을 자는 것부터다. 스트레스를 받아내는 강도를 줄이는 연습 또한 필요하고 기본적으로 아침에 영양공급을 해야 하고 잘 먹어야한다. 우리 클리닉의 레시피인 독을 빼는 훈련이 필요하다. 위가 안 움직이니 먹는 것의 영양이 목부터 뇌 쪽의 신경 부분으로 에너지가 공급될 리가 없고 불면증에 일하려는 악바리로 살다 보니 몸을 돌보는 시간의 배려도 없고 몸의 과부하는 독으로 이어진다. 천천히 몸이 놀라지 않도록 그리고 영양제도 가장 약한 것부터 천천히 진행되었다. 준비되어 본격적으로 치료 계획을 짜고 시작 인터뷰를 했다. 만져보니 차돌 같았던 목도 많이 부드러워지고 치료준비가 되었다고 보였다. 겉으로 보인 모습이다.

수술 방에서의 전쟁은 상상이 상이다.

목 부분 얼굴 두피 모든 부분, 부분이 차돌이다.

혀로 영양공급이 안 될 정도이면 머리 쪽 전체의 문제였구나.

도대체가 바늘을 찔러댈 수가 없었다.

이렇게 아름다운데 피부도 맑고 수분기도 있어 보이고 바늘을 찌르는 순간, 얼어붙은 피부는 시멘트에 바늘을 찔러댄 기분이었다. 아주 어려운 순간들을 지나고 그녀의 얼굴이 다시 보였다. 이 상황인데도 인내하며 잘 지내고 악바리로 살아야 한다니. 다음 날의 약간의 붓기를 무시하고 또 악착같이 직장생활을 한다. 그런데 일주일 뒤에 그녀의 방문에 놀라운 사실을 알게 되었다. 혀의 염증은 당연히 좋아지겠고 그녀의 얼굴사이즈가 너무 작아진 것이다. 산모처럼 부어있는 순환이 안 되는 상태였구나. 그런데 그 불면증과 어깨의 통증 그리고 생리전 증후군 모두 그녀를 대변하는 말들이다.

이제 에너지가 높아져서 스스로 치료되는 몸을 가졌으면 하고 바래본다.

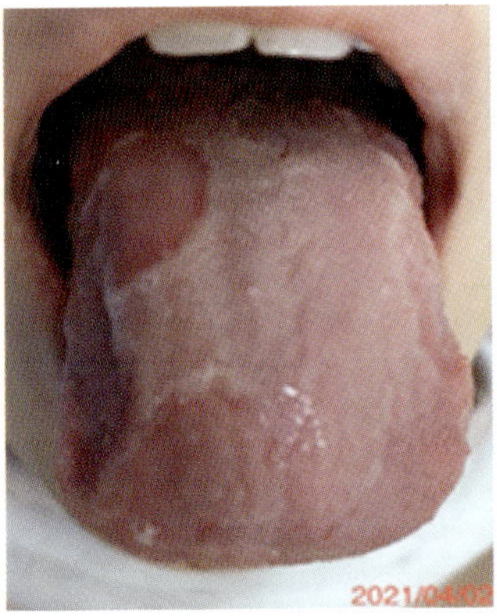

Before

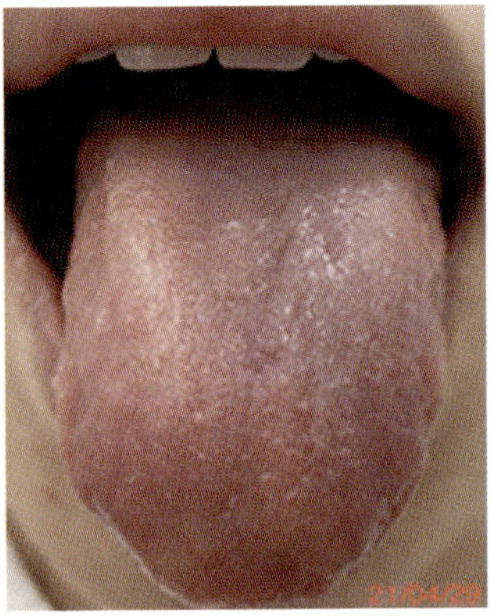

After

예뻐진 것보다 혀의 통증이 없어진 게 좋을 이유가 충분하다.

치료의 플랫폼을 기대하며…

아토피
흰 코
안검 하수
수족냉증
변비
치매
교통사고 후유증
지도 혀
비염
어깨, 목의 통증

03 무릎을 치료받은 이야기

나이가 젊으면 치료가 빠르다,
스포츠선수들에게 알려지면 좋겠다.

박태헌

에너지의 회복은 무릎도 치료한다.

조경아

독이 빠지면 에너지가 차올라오면서 회복이 시작된다.

박영순

나이가 젊으면 치료가 빠르다. 스포츠선수들에게 알려지면 좋겠다.

박태헌 – 무릎통증

질문: 무릎이 안 아프다니요?

답: 세 번째 방문 후부터요.

질문: 수술 없이 그 통증이 없어졌다고요?

의사들이 이야기하던 '달래가며 사세요~' 가 바뀌었다. 세 번 방문 후 용기를 내어 등산을 다녀오고 나서 무릎은 안 아프고, 오히려 척추가 아프네요! 다섯 번째 방문 후 또 다시 등산을 가보고 이제 다시 그리운 축구장으로 복귀를 꿈꾸어본다. 무릎의 통증으로 축구선수생활을 그만두게 되고 근육 강화를 위한 스트레칭이 치료의 전부였다.

의사의 소견은 '살살 달래가며 사세요' 그리고 결국 직업이 바뀌었다. 이 나이에 내시경수술이나 관절수술은 권하는 의사도 없고 엄두도 나지 않으니 삶의 질이 떨어질 수밖에 없었다. 환자로 다가왔을 때 아픈 부위, 즉 통증을 유발하는 부위에 있어서는 예외가 없는 거 같다.

무릎이 아픈 경우 무릎 자체가 브라운 포인트인 경우인데 한쪽 무릎주위로 두 뼘 넓이 이상 무릎주위의 온도가 내려가 있다. 무릎 주위가 냉골이었으나 두 뼘 넓이가 한 뼘 넓이로 그리고 네 번째 방문부터 온도가 따뜻함이 모두 회복되었다. 우리 병원의 치료프로그램은 무릎에 에너지성형을 하고 에너지를 높이는 것이다.

"연골의 문제를 이렇게 치료한다고요?"
치료하는 사람도 사실상 혼돈이 온다.

환자에게 어떻게 이해를 시켜야지? 척추가 아프거나 당뇨환자의 경우에 엉덩이부터 서혜부까지의 피부밑의 림프를 건강하게 해주면 치료되는 경우가 참 많다. 오히려 당뇨라서 치료하며 이야기할 부분이 많은데 이렇게 30대의 축구선수에게 무릎연골이 아파서 치료하는데 연골주사 등의 알려진 일반적인치료가 아닌 피부를 통하여 에너지성형을 하고 치료 효과가 어떠냐고 질문하는 이 상황은 서로가 민망하다. 환자의 눈빛의 어색함에서 좋아진다는 믿음이 생겨날 즈음 병의 원인 조사에 들어갔다. 돌보지 않고 무리한 사실을 고백하듯 이야기한다.

무리하면 당연히 아프다. 그런데 또 한 가지의 원인이 나왔다. 하루에 4번의 샤워. 그 습관으로 피부의 장벽이 무너지며 구석구석에 병이 생기기 시작한 것이다. 척추 통증, 비염, 얼굴의 성인 여드름 등등. 치료 기간 중 씻어 대는 습관을 바꾸고 몸의 에너지가 높아지며 피부장벽이 생겨나기 시작했다. 이 모든 증상들이 하나하나 없어지는 것이다. 그러고 보니 위트도 겸비한 훈남이다.

우리 병원의 치료가 히딩크 감독이 치료한 것처럼 줄기세포를 무릎에 직접 주입하는 걸로 알고 방문했다가 장황스러운 치료에 놀라고 이를 통한 변화해 가는 과정과 빠른 결과에 놀랐단다.

홈케어를 위한 홈워크 숙제도 있다.
몸의 독소를 빼는 훈련, 물로 하루에 한 번 가벼운 샤워하는 훈련 프로그램이 들어간 통증 크림을 바르며 케어하는 법 이러한 것은 철저하게 천연이라야 하며 네 번씩 씻어서 마모되었던 피부의 재생을 위한 과정이다. 우리 클리닉 나름 환자를 나이별로 분류하고 치료한다. 35세 이전과 이후로 분류하고 있다. 이러한 분류는 치료되는 시간이 보여지게 다르기 때문인데 이 환자는 35세 이전이라 극명하게 빠르다. 운동선수출신답게 기본 에너지 또한 높다.

환자 스스로의 몸의 회복세포의 극대화를 위한 에너지치료가 적중하였다. 환자가 자전거타기와 '살살 달래며 사세요' 란 진단에서 다시 축구장을 뛰어다닐 수 있도록 훌륭한 안내자가 된 것이다. 방문 당시 히딩크 감독의 치료 정도로 생각하고 왔다고 한다. 상품화된 줄기세포로 무릎에 넣어서 치료를 하는 걸로. 우리도 매스컴에 소개된 것 외에 더 이상의 지식은 없다. 그렇지만 상식을 동원하여 그 치료를 분석해 보고 비교해 줄 수는 있는데 확인 안 된 사실을 매스컴의 진실 여부와 관계없이 이야기하는 일이 될까 보아 염려는 되지만 우리가 이 시대를 살아가며 알아야 하는 상식이기에 적어본다. 줄기세포치료는 일반 세포와는 다르다. 일단 줄기세포가 일반세포나 상처받은 세포에 주입되면 반드시 세포의 텔로미어가 길어지며 영향을 미치게 된다. '언제까지와 '어떻게' 라는 질문에 어린아이와 같이 생각하면 될 것 같다. 어린아이가 태어나서 일 년에 2배에서 3배가 큰다. 그다음에도 멈추지 않고 천천히 사춘기가 되고 성인이 되는데 그 세포가 어린아이 세포라면 10여년이 넘게 영향을 미칠 것이고 최소 20년은 우리도 모르게 영향을 받는다.

우리가 빠르게 치료받는 것을 원하고 열광하지만 그 빠르게 치료하는 상품이 세포치료라면 생각해 보아야 할 부분이 많다는 점이다. 우리의 상식의 다른 예문이 필요하다. 심장이식을 받고 성격이 변화한다는 많이 알려진 사실이기도

하는데 무릎에 줄기세포 하나가 들어가 점점 증식하게 되어 나의 프로그램을 바꾸는 것과 심장이식으로 나의 성격을 바꾸는 것과 시간이 지나서 보면 다르지 않다는 사실을 우리가 미처 생각을 못하고 있다는 것이다. 의학의 영역이 세포 치료가 유행하는 시절에 살고 있다면 환자들의 상식도 넓혀야 한다.

우리가 우리 몸속의 회복세포를 인핸스드하기 위해 에너지 의학을 도입한 것은 참 잘한 일 같다. 내 몸의 줄기세포라도 냉골에서 일할 수 없는 걸 많은 경험을 통하여 알게 되었기 때문에 세포에 에너지를 넣어주면 속도가 빠르다는 거와 에너지를 강화시키는 것은 아무 부작용이 없음이기 때문이다. 하지만 내 몸의 줄기세포라도 최소한으로 사용해야 함을 알고 있다. 어느 순간 어느 때에 그 세포가 증폭될지 알 수 없기 때문이다. 10회의 프로그램으로 치료는 끝나지만 그 후에 환자가 먹은 산삼이나 게르마늄 팔찌가 그 세포를 증폭하고 있을 지 알 수 없기 때문이다. 환자 나이 34세 전직축구선수 무릎의 통증은 무릎주위의 냉골이 회복되어 따뜻해지며 그의 마음도 따뜻해지고 그의 상상 그 이상의 방법으로 회복되었다. 피부 장벽이 회복되며 덤으로 피부도 좋아지고 비염도 좋아지고 성인 여드름도 좋아졌단다.

그의 에너지가 회복된 것이다.
꿈을 꾼 것 같다고 한다.

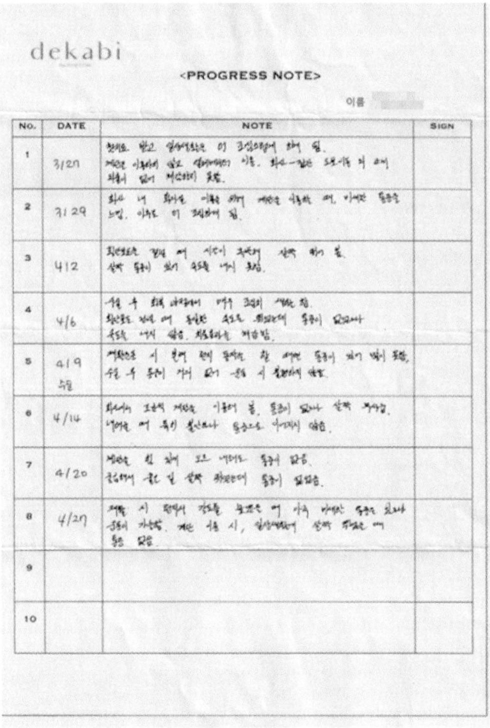

dekabi

<PROGRESS NOTE>

이름

NO.	DATE	NOTE	SIGN
1	3/27	[illegible]	
2	3/29	[illegible]	
3	4/2	[illegible]	
4	4/6	[illegible]	
5	4/9 수요	[illegible]	
6	4/14	[illegible]	
7	4/20	[illegible]	
8	4/27	[illegible]	
9			
10			

나이가 젊어서 효과가 빠르다.
스포츠선수들에게 많이 알려지면 좋겠다.

에너지가 높아지면 스스로 치료한다.

조경아 - 무릎 통증

환자는 테니스 마니아 학교 선생님이다.
무릎의 통증에 대한 공포감이 있다. 이론을 너무 많이 알고 있어 상담할 때부터 환자 치료 시작을 의사가 심각하게 고민해야 했다.

할까 말까?

똑같은 상담을 의사에게 실장에게 또 전화가 온다. 드디어 확인절차 남편과 함께 방문한다고 했다. 남편은 아~주 부정적이다. 그런데 치료를 하겠단다. 그만큼 불편한 거다. 치료 계획을 안내하고 치료에 들어갔다. 동시에 치료하던 35세 이전의 남자 환자와 별반 다르지 않았다.

세 번 방문 후 삶의 질이 좋아졌단다.
1시간의 가사생활이 6시간으로 늘어났다고 한다.

수술방에서 회복세포를 무릎주위로 두 뼘의 넓이로 넣어놓고
에너지를 높이려 분주하다. 그녀도 안심되는지 질문이 좀 줄어들었다. 두 번째 회복 세포 주입하려 수술 방으로 들어가며 얼굴의 팔자주름부터 입가 주름까지 환자의 요구가 많아진다. 얼굴을 보며 뭔가 조짐이 안

좋았다. 꼭 극단적인 표현으로 생기를 잃어가는 얼굴 조금 더 진행하면 브라운 포인트로 뒤덮을 것만 같은 얼굴이다.

"안 그랬던 거 같은데…"
회복세포주입을 하기는 했는데 환자의 차도가 별로 없다. 이번에는 무엇이 문제일까? 환자가 갱년기와 맞물려 배터리가 방전되어버린 환자에게 회복세포가 역할을 할 수 있는 에너지가 없는 거다. 심지어 첫 번째 주입된 부위의 멍도 가시지 않고 있다. 얼굴도 집중해서 치료해주고 뭔가 원인을 찾아 시간을 벌어야 했다. 환자가 대학에서 단백뇨 검사체크를 위해 사진을 찍을 날짜가 다가와 온단다. 콩팥의 문제가 있어 독소배출이 늦어지나? 우리가 단백뇨 검사를 해 보았는데 문제가 없다. 그 이유야 환자의 에너지를 높였으니 회복이 되는 것은 당연하다. 환자의 단백뇨 검사와 콩팥의 피검사결과를 남편에게 제출했음은 물론이다.

복부의 아랫부분의 냉골부터 에너지를 높이는 치료로 방향 전환 후 환자에게 치료 계획을 다시 내어 놓았다. 환자는 조금의 차도에도 감격하며 더 다니는 것에 불만이 없다. 그리고 시간이 지났다. 환자의 얼굴이 처음 만났을 때만큼 회복된 거 같다. 동시에 환자의 무릎 주위가 저리단다. 혈관이 열리는 것이다. 증상의 호전이 급속히 진행되고 있다. 테니스 칠 꿈에 부풀어 있다. 그동안의 모든 과정을 이해하고 따라준 환자의 고백이다.

모든 사람이 반대했지요.
테니스장에 대기자가 많이 있습니다.

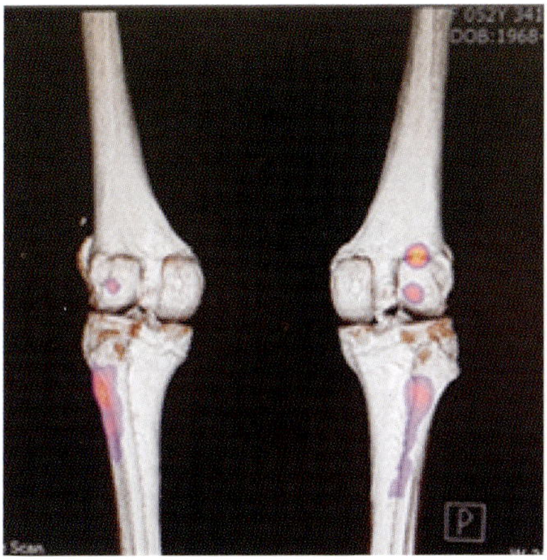

Right and left knee

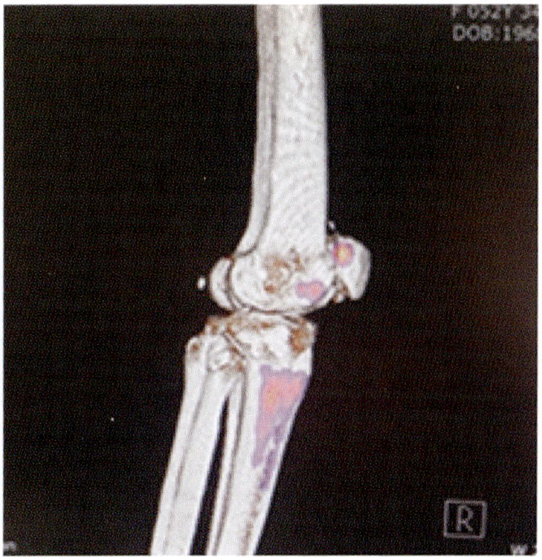

Right knee, side view

Right Knee MRI:
Small joint effusion, ACL: hemorrhage, edema,
MMPH & LMPH degeneration, mild degenerative OA.

LefT knee MRI:
Small joint effusion, LMPH degeneration,
mild degenerative OA.

독이 빠지면 에너지가 차올라오면서 회복이 시작된다.

박영순 – 이명과 순환

무릎, 고관절, 허리, 팔꿈치, 관절 통증, 어깨통증 그리고 이명.
매미 소리, 전기 소리, 압력밥솥의 김빠지는 소리, 공사장의 쇠톱 가는 소리…

무릎관절 통증에 줄기세포 치료받고 완치되었다가 6개월이 지나지 않아 다시 통증이 오기 시작한 환자의 이야기다. 그럴 수도 있지!
줄기세포의 환경을 좋게 하기 위하여 무릎주위의 에너지레벨을 높이려는 치료로 환자에게 집중하다 보니 환자의 마음을 사게 되었다.

"전생에 나라를 구했나보아요. 이런 치료를 다 받다니~"
감사의 마음을 전하는 촌지와 함께.

그 후 환자는 복부의 지방흡입을 하게 되고 이어서 남편의 당뇨 치료와 함께 가족 이상의 치료를 받게 되었다. 남편분은 당뇨가 치료되고 머리 부분을 집중 치료하는 사이에 환자 본인의 귀에서 소리가나는 이명을 집중적으로 치료하는 타이밍을 놓친 것 같았다. 이명이 어느 사이엔가 한쪽 귀에서 양쪽 귀로 6개월이 지나지 않아서 압력밥솥 김빠지는 소리로 그리고는 공사장의 전기톱 소리가 난다고 했다. 당혹스러움을 감추고 환자의 몸 전체의 상태를 체크하여보니 복부의 지방흡입한 부위가 단단해서 풀어지지 않고 있었다. 환자와의 대화 중에 항상 위와 장이 좋지 않았었다는 소리를 듣게 되었다. 우리가 환자에게서 놓친 것이 드러났다. 몸의 순환이 안 되는 환자에게 지방흡입을 한 것이 충분히 문제가 될 수 있다. 이제 진정한 에너지성형의 진수를 보여줄 타이밍이 되었다. 복부의 지방흡입 후의 뭉친 부위를 풀어주려 최선의 에너지를 넣는다.

병원이란 곳은 참 도구가 많다.

주사, 팩, 온도, 파동 등등 한 시간 동안 환자는 누워있지만, 우리 의료진의 손길은 아주 부지런히도 움직인다. 복부에 에너지필드를 걸고 송광 약돌, 일라이트 등에 석고를 섞어서 열을 넣는다. 물론 세라믹으로 구운 도구들도 많으나 우리 나름대로 방식은 헝가리에서 가져온 미네랄을 바른 후에 열의 온도 차를 이용한다.

그 후 그래핀을 이용한 열에너지를 이용하여 복부의 에너지를 최고로 끌어 올린다. 치유센터의 이름에 걸맞게 치유를 해보려고 오랫동안 모아온 치료 도구들을 총동원해 보았다. 그다음 방문이 이어지며 윗배와 배꼽 주변이 풀어지기 시작했다. 주사의 효과인지 복부의 근막의 풀어짐을 보고 환자와 함께 안도의 한숨을 쉬기 시작했으나 이명의 소리를 잡지는 못하고 있었다.

이제는 점점 소리가 커져서 밤에 방에 들어가기가 무섭단다.
다시 몸을 점검하기 시작했다.

머릿속 두피가 항상 뜨거워지 3년이 넘었고 어깨부터 등 부분의 감각이 없단다. 두피를 통한 에너지전달, 뇌세포를 살려야 했다. 환자는 전기 톱날 소리가 머리전체에서 들리니 감당하기가 쉽지 않을 것이다.

세상의 모든 환자를 치료할 수 없겠지만 이렇게 어려울 수가…. 하지만 환자 앞에서 표정관리를 하고 두피의 세포를 살려내는데 총력을 기울였다. 한 시간의 시간이 지나고 환자도 의사도 최선의 치료 끝에 다음 치료를 예약하고 헤어졌다. 다음 날 조용한 문자가 왔다. 진단이 나오면서 상황은 긴박했다.

머리 전체에서 들리던 이명이 귀에서만 들린단다.

이 분이 전생에 나라를 구한 것은 맞지 않을까?
왜냐하면 2~3년 전의 두피의 뜨거움은 머릿속의 뇌 신경 세포를 망가뜨리고 있었을 수도 있다.

우리의 상식을 동원해보면 관절의 뜨거움으로 인한 관절 마디의 변형과 통증을 흔히 알고 있다. 멍청한 뇌는 그렇게 뜨거운데 아프다고도 하지 않는다. 지독한 이명으로 뇌가 망가져 가는 것을 알게 된 것이다. 귀에서 들리는 소리가 아니라 뇌 전체에서 들리는 소리, 이명~ 고맙다. 아픔은 치료해달라는 사인인 걸 다시 한 번 생각해본다. 이러한 전쟁 가운데 무릎의 통증은 언제 없어졌는지 없어졌다.

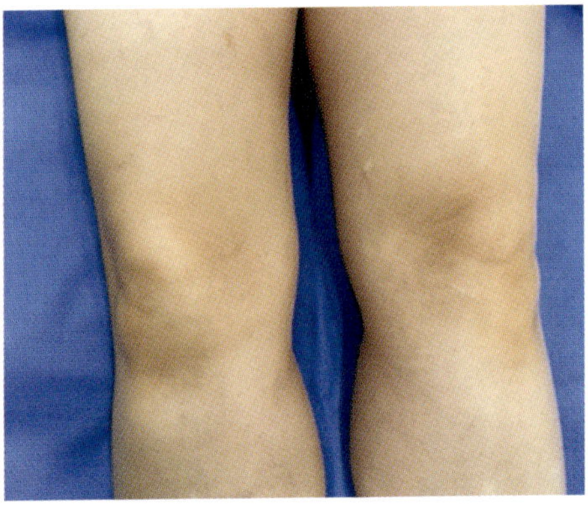

무릎이 아픈 곳이 냉골인 경우가 많다. 그리고 브라운 스팟이 넘치고 있다. 독이 빠지고 에너지가 차올라 오면서 따뜻해지면 무릎이 회복되기 시작한다.

치료의 플랫폼을 기대하며…

무릎통증

성인 여드름

비염

어깨통증

고관절 통증

팔꿈치 통증

지방흡입 후 뭉친 부위

이명

팔자주름

04 머리가 좋아진 이야기

에너지성형은 나이가 어린사람에게는 시간의 마술사 같다.
이승민

에너지치료의 통로가 되었다가 본인이 치료받았다.
장수린

자신감의 회복인지 에너지성형의 결과인지 모르겠다.
강혜정

에너지성형은 나이가 어린사람에게는 시간의 마술사 같다.

이승민 – 에너지 성형

더하기, 빼기는 되는데 곱하기가 안 된단다.
공부보다 운동을 시키기로 한 학생의 이야기다. 체고에 입학한 후에 얻어맞는 생활이 일상이다 보니 걱정이 된 부모님이 찾아오셨다. 승민이의 형의 안검하수를 수술 하지 않고 세포치료로 고쳐지는것을 지켜본 부모님은 세포치료에 대한 이해를 가지고 있었다. 대부분의 머리가 안 좋은 이유는 어느 부분인가 열의 순환구조가 막혀있기 때문이다.

역시 승민이도 예외는 아니었다.
머리의 귀 뒤의 부분이 막혀서 아이의 눈은 자유롭지 않고 고정된 듯하다. 뇌가 눌려있는 것이다. 어깨와 날개죽지 등의 통증은 알아서 치료하라고 한다. 뇌의 사령부를 치료하면 알아서 치료될 수도 있다는 판단하에 치료할 부위에 포커스를 두고 시간 디자인도 함께 한다. 열 번의 방문 그리고 방문할때마다 한 시간 반의 치료시간 그 시간을 아껴 확실하게 치료해 내야하는 나름 치열한 전투상황이다. 두피의 림프를 건강하게 해주고 뇌세포에 에너지성형을 한다.

우리의 치료방법이나 이론은 매우 심플하다. 환자에게 예문을 들어주는 것도 마찬가지이다.

“밥을 먹으면 똥을 싸야죠. 아니면 똥독이 오릅니다. 세포가 일을 할 수 있어야하고 일을 하면 기본적으로 열이 나는데, 그 후에는 림프순환이 잘 되어서 림프를 통한 쓰레기가 잘 배출 되어야한다는 이론입니다.”

할머니 손은 약손이다. 손의 파장이 들어간다. 지그시 누른 상태로 림프의 방향을 따라 쓰담쓰담~. 이렇게 세포가 일을 하고 난 후에 피부 밑의 스폰지 같은 림프를 통해서 우리 몸의 쓰레기가 배출되어야한다. 그 통로가 막히면 쓰레기가 고이고 조직은 쓰레기에 눌린다.

림프가 승민이 치료의 열쇠였다.
두피의 림프에 회복세포를 주입하기로 했다. 그런데 승민이가 두 번째 방문 후에 갑자기 사고가 났다. 자전거를 타다가 손가락 가까운 손등의 뼈가 부러져서 대학병원에서 3개월간의 기브스를 해야 한다고 연락이 왔다. 응급실에서 사진을 찍고 응급조치후에 다음날 찾아간 의사가 휴진이라 우리 클리닉으로 왔다. 에너지가 세지면 기브스하는 시간을 줄일 수 있을 거라는 말에 엄마는 초죽음상태로 아이를 씻기고 데리고 병원투어를 하는 중이었다. 이렇게 귀한 치료를 해준 엄마에게 먼저 감사표시를 말로 하라는 생활의 에티켓을 교육시키고 형들과의 관계에서 먼저 유머로 말을 걸고 주위에 감사를 심는 법을 알려주었다. 에너지치료를 하고 집으로 돌아가서 통증이 좋아졌다며 다음날 또 와도 되냐고 한다.

물론! 두 번 치료 후에 기브스를 풀고 엄마의 어깨를 주무르고 있었다.
그래도 대학병원에서는 뼈가 어긋날 수도 있으니 핀을 박아야 한다고 한다.
수술을 했다. 그 후에 또 이틀 만에 기브스를 풀었다. 고1, 젊은 친구들은 에너지를 극대화하면 만화같이 치료 속도가 빠르다. 승민이는 치료 받으며 차츰 눈빛이 바뀌어지고, 유머도 생기고 변화가 눈에 띄기 시작했다. 머릿속의 고여 있던 쓰레기가 빠지면서 뇌세포가 자유로워진 것이다. 6개월이 안 되어 승민이는 일반 고등학교로 들어갔다.

승민이에게 물어보았다.

"요즘도 형들과 싸워?"

"아니요."

"공부는 잘돼?"

"네!"

아이의 유들유들함에 다른 아이가 된 거 같다.

이 아이를 가슴에 품고 울며 미국 아니라 어디라도 가겠다던 아빠의 눈물의 하소연은 기억도 할 수가 없다. 큰아들을 통하여 세포치료를 알게 된 가족들 이제 승민이까지 좋아지는 모습을 보며 우리 클리닉은 그 가족들의 주치의가 되었다. 엄마의 상태를 의논하려 신중하게 예약을 잡았다. 온몸에 물혹이 있어서 입원하여 정밀검사 후 물혹을 제거하자고 한다는데 대학병원에 입원 치료하 기전에 상의하러 온 것이다. 엄마의 얼굴에는 지루성 피부염이 더 넓어졌고 몸은 살이 쪄서 감당이 안 되는 상태였다. 앞으로 일어날 일을 시뮬레이션해보고 선택할 수 있도록 이야기를 풀어보았다.

"대학에 입원하시면 많은 검사가 진행됩니다. 그 후부터는 병원에서 물혹을 제거하기 위해 입원과 수술을 반복하실 터인데 감당하시겠어요?" 우리가 말리기에 상태가 썩 좋지 않아서 그들의 판단을 이끌어내야 했다. "몸의 상태를 건강한 상태로 만들어서 그 후에 입원하셔도 늦지 않아요."

가족들의 회의는 곧 끝났다.

시간이 걸리지 않아 에너지성형을 먼저 치료받기로 결정했다. 두 번의 방문과 세 번째 수술방 그리고 모두 횟수를 채워가고 있었다. 잠은 어디서 자는지, 물은 무슨 물을 먹는지 운동은 하고 있는지 등등을 체크해가며 이 시대의 독이 되는 그녀 주위의 문제점들을 하나씩 제거해가는 것을 놓치지 않는 것이다. 먹는 물을 체크한 것이 이 가족의 문제점을 해결하는 키였다고 생각된다.

증류수를 먹었구나, 빅터샤우버거 이론이 적용될 수 있을까?

물은 똑같은 물이 아니라 물만 잘 먹어도 골다공증이 많이 좋아지는 것을 보는데, 물은 모든 정보의 칩이다. 에너지가 가득 들어있는 물과 증류수는 절대 같을 수가 없다. 증류수가 몸에 들어와서 몸의 미네랄이 서서히 빠져나가면서 가족들이 건강을 잃어버리는 경우였을 수도 있다. 물을 바꾸고 두 달도 채 안되면서 가장 좋아하는 분은 치료를 시작도 하지 않은 승민이의 아버지였으니 우리의 습관을 점검하는 것도 치료의 일부분이 되어야함은 분명하다.

승민이의 어머니는 학교 선생님으로서 아들 셋을 키우느라 화장할 시간도 없을 정도로 에너지가 고갈된 상태였다. 에너지를 높이고 몸의 브로큰 된 부분에 회복세포를 넣고 살겠단다. 자신과 똑같은 병을 앓고 있는 동생과 친정엄마의 상담에 들어갔다. 물론 같은 물이 원인일 수도 있겠다.

이 시대는 다 에너지가 고갈이다.
상담한 가족들 전부 에너지 성형을 해 주고 싶다.

승민이 엄마는 어느 사이에 몸이 날씬해지고 있었다.
폭파할 거 같았던 몸이 에너지가 채워진 건 맞다.
처음 큰아이를 데리고 방문했을 때로 돌아간 걸 보니 7년은 젊어졌다.

에너지 성형은 시간을 돌리는 재주가 있다.

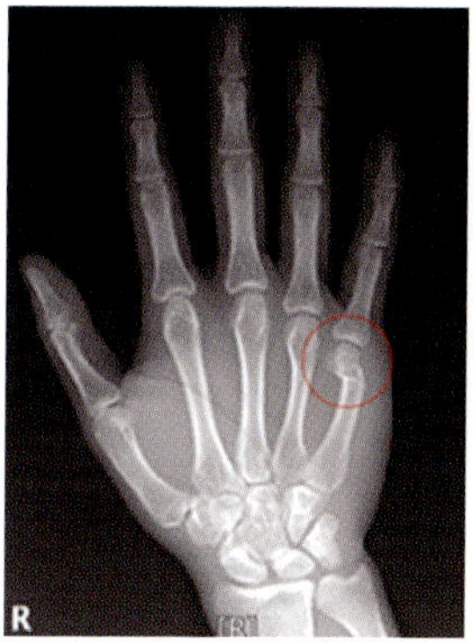

Before

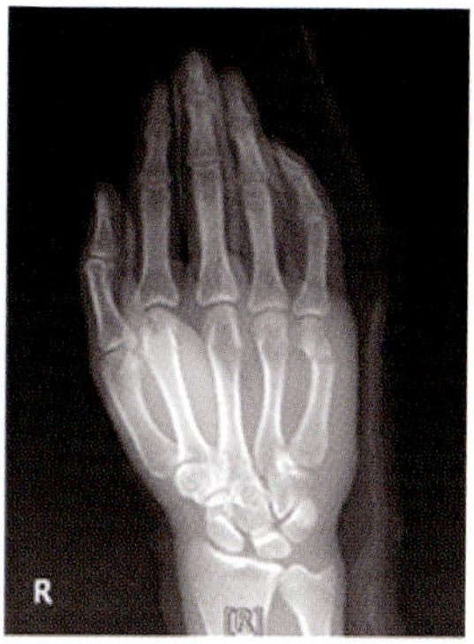

After

나이가 좋기는 하다. 손가락의 뼈가 부러졌는데 이틀 반 만에 붙었다. 에너지성형이 나이가 어리면 시간의 마술 같다.
이렇게 스포츠 메디의 새로운 해법이 에너지에 있다.

에너지치료의 통로가 되었다가 본인이 치료받았다.

장수린

몸무게가 5kg 빠지고 생리불순이 치료되고 머리가 좋아졌단다.

오랫동안 생리불순이 심해서 6개월간 호르몬 약을 복용하였단다. 진단명은 다낭성 난소증후군. 일종의 피임약인데 '야즈 정' 의사의 처방 후 정해진 시간에 매일 먹는다. 난소를 생리하게끔 만들어 억지로 생리를 터뜨린다고 했다.

고등학교 때부터 시작된 생리불순이 심해지기 시작한 건 3~4년 되었단다. 3개월에서 4개월이 되어야 생리를 하고 생리가 시작되면 몸이 붓고 전신이 아파지기 시작하면서 최근 급격하게 살이 10kg이 늘었다. 산부인과에서 다낭성 난소증후군이라는 진단과 함께 호르몬제를 처방받고 5kg이 빠지게 되니 진짜로 환자가 되어서 약에 의존하게 되는 것은 물론이다. 친구들에게 들어보니 먹을 때만 생리하고 약을 안 먹으면 또다시 생리불순이 돌아온다고 하는데 친구들 중의 상당수가 생리불순에 호르몬제를 복용하고 있다고 했다. 쉬면서 약을 끊을 생각을 하고 다시 직장을 구한 곳이 우리 클리닉이었다. 단순하게 여드름 압출을 하고 레이저 치료를 도와주던 피부관리사에서 환자에게 에너지치유를 하는 치유자의 길로 바뀐 걸 나중에야 알게 되었다.

에너지치료란 언뜻 보면 피부관리와 비슷한 것 같을 수도 있지만 치료하는 사람이 통로가 되어 공명을 통한 에너지 전달이다. 치료하는 사람의 에너지가 채워진 후에 치료자를 통하여 환자에게로 에너지가 전달하도록 되어 있다. 전하와 전자와 자기장, 이 정보의 전달은 사람의 공명을 통하지 않고는 들어갈 수가 없다. 그래서 수습기간에 한 달이 안 되어서 5kg의 몸무게가 감소되는 원인이 된 것 같다. 에너지가 부족해서 폭발하듯이 일어나는 병들의 비교적 초기에 에너지가 채워지면서 병을 고치기 시작한 것이다. 몸무게의 변화는 어찌 보면 당연하다. 자신감이 붙은 것인지 행동도 빨라졌다. 유머 섞인 애드리브가 주위 사람들에게 엔돌핀이다.

에너지 치료 후 다음날 생리가 터지는 걸 경험하게 되었다. 그 후로 약을 먹지 않았다. 3개월 만에 5kg이 빠지고 머리가 좋아졌다고들 이야기를 들으나 본인은 원래 머리가 좋았다고 생각한다. 1997년도 미국의 국가산업 중의 하나인 환경호르몬과의 전쟁이 있었었던 걸 기억한다. 한강에 눈물방울 만큼의 농도의 환경호르몬에도 우리 몸은 반응한다. 우리 몸이 여성호르몬으로 인식하게 되는 환경호르몬을 지노에스트로젠이라고 한다. 갱년기 여성이 석류, 칡이나 울금을 먹게 되면서 증상의 호전을 보이게 해주는 여성호르몬은 에스트로젠이다. 어린아이는 엄마의 뱃속에서 한 개의 세포가 일주일에 7000개가 되고 열 달이면 50조개의 세포로 불어나는데 이 역할의 결정적인 키는 프로제스트론이다.

사춘기 여성의 아름다운 몸의 실루엣을 만들어내는 여성호르몬의 종류는 한 가지가 아니다. 환경호르몬이 몸속에 영향을 미치게 되면 남성의 여성화, 아이들의 조기 생리 등등 그 부작용이 미국의 국가 산업에 견줄만했다.

에스트로젠을 많이 먹어서 몸이 증식하기 시작하면 암의 발생 가능성이 높아진다. 그래서 우리의 선택은 어린아이와 같이 프로제스테론을 선택하고 프로제스테론이 많은 고구마를 먹는다. 프로제스테론은 에스트로젠의 증식을 조절하는 키 역할도 한다. 한 학교에 한, 두 명이던 생리 전 증후군. 그 원인은 독이다. 우리의 아이들을 환경호르몬의 독에서 구출할 수 있는 아이디어가 아이디어에 그쳐서는 안 되는 위기상황임을 알아야 한다.

우리의 다음 세대들이 원인도 모른 채, 생리불순으로 임신이 안 되고 아기를 갖으려 실험실을 이용해야 하는 이유를 알아야 한다. 환자에게 에너지를 치료하는 통로가 되었다가 본인이 치료 받은 이야기가 알려지면 함께할 식구들이 몰려올 것 같다.

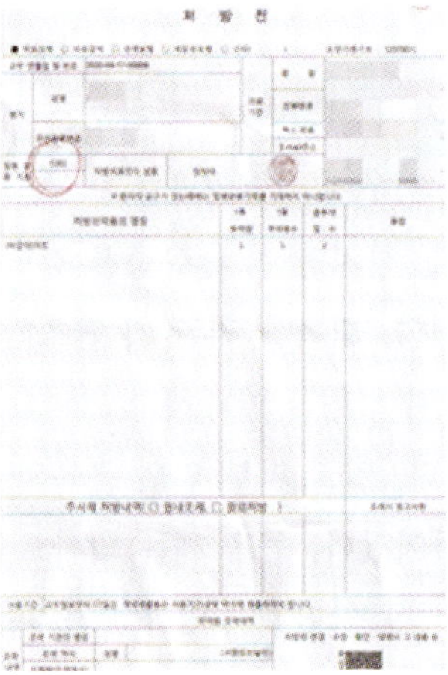

처 방 전

주사제 처방내역(○ 원내조제, ○ 원외처방)

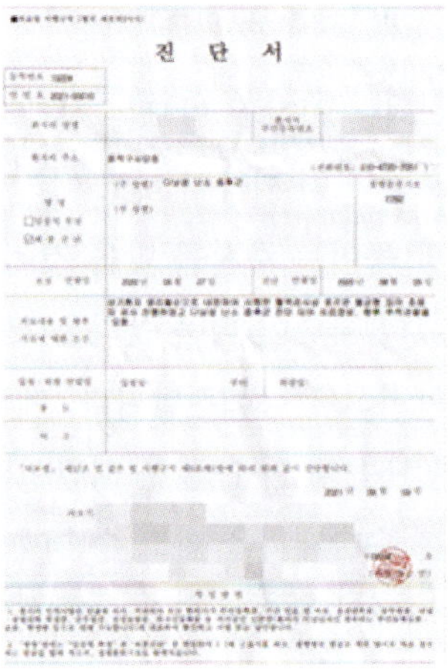

진 단 서

이다. 독이 차서 본래의 프로그램가동에 방해를 받게 되면 힘이 없어지고 벌어지거나 커지는 경우가 많다.

우리가 알 수 있는 정도는 미용실에 갔을 때, '나이가 젊은데 머리가 많이 딱딱하네요.' 그 정도의 표현이지만 수술방에서 바늘로 찔러보면 바늘이 들어가기도 힘이 들 정도로 굳어져 있다. 돌처럼 굳어진 원인은 독이다. 경피독, 피부를 통하여서 들어오는 독들이 피부를 프로즌 셀로 만들어버린다. 이 세포에 아주 가볍게 몸의 회복세포들을 넣고 에너지를 주면 세포는 일하기 시작한다.

말랑말랑해지는 세포들을 보며 안도의 숨을 내쉰다.
독이 차게 된 경위는 그녀의 습관이다.
너무 많은 제품을 쓰고 있다.

그녀의 습관 교정만으로도 삶의 방향성이 바뀐다. 우리가 외쳐대는 문화의 독으로부터 보호 받을 수 있도록 습관을 바꾸어볼 것을 구체적으로 권한다.
일라이트가 들어간 비누와 천연오일 블랜딩의 화장품을 권해보았다.

"방부제가 없어 시간이 지나면 썩는 화장품이예요~ 냉장고에 넣고 써야합니다!"

우리가 잃어버린 상식을 일깨워본다. 그 많은 화장품이나 욕실 용품들은 절대 썩지 않는다. 허용치의 방부제가 문제가 될 줄이야.

아로마티카 로즈마리 스칼프 스케일링 샴푸

로즈마리잎추출물, 정제수, 소나무잎추출물, 소듐메틸코코일타우레이트, 소듐코코일이세티오네이트, 소듐메틸올레오일타우레이트, 라우릴베타인, 프로판다이올, 소듐클로라이드, 에리스리톨, 한련초추출물, 라우릴글루코사이드, 카프릴로일살리실릭애씨드, 판테놀, 바질추출물, 오레가노잎추출물, 폴리쿼터늄-10, 카프릴릴글라이콜, *리모넨, 1,2-헥산다이올, *분비나무오일, *오렌지껍질오일, 부틸렌글라이콜, *로즈마리잎오일, 스타아니스추출물, *아틀라스시다나무껍질오일, *스피어민트잎오일, *라반딘오일, 알지닌, *유칼립투스잎오일, 생강추출물, *리날룰, 바이오틴 *천연 에센셜오일과 그 안에 포함된 성분

모레모 헤어 트리트먼트 미라클 투엑스

정제수, 글리세린, 부틸렌글라이콜, 세테아릴알코올, 사이클로펜타실록세인, 베헨트리모늄클로라이드, 미리스틸알코올, 아모다이메티콘, 베헤닐알코올, 다이메티콘, 글라이코실트레할로오스, 프로필렌글라이콜, 아이소프로필알코올, 사이클로메티콘, 판테닐에틸에터, 하이드로제네이티드폴리데센, 향료, 하이드로제네이티드스타치하이드롤리세이트, 다이메티콘올, 스테아트라이모늄클로라이드, 소듐벤조에이트, 스테아라미도프로필다이메틸아민, 폴리쿼터늄-73, C12-14Sec-파레스-7, 세트리모늄클로라이드, 베타인, 다이스테아릴다이모늄클로라이드, 글라이콜릭애씨드, 녹차추출물, 다이소듐이디티에이, 동백나무씨오일, 뽕나무껍질추출물, 쇠비름추출물, 아르간커넬오일, 아보카도오일, 올리브오일, 우유단백질추출물, 창포뿌리추출물, 페퍼민트잎추출물, 하이드롤라이즈드실크, 하이드롤라이즈드케라틴, 하이드롤라이즈드콜라겐, 트라이데세스-12, 토코페릴아세테이트, 페녹시에탄올, 피이지-14M, C12-15파레스-3, 구아하이드록시프로필트라이모늄클로라이드, 코카미도프로필베타인, 하이드롤라이즈드옥수수단백질, 하이드롤라이즈드콩단백질, 하이드롤라이즈드밀단백질

시드물 닥터 트럽 스킨 리터닝 클렌징 밀크

정제수,해바라기씨오일,글리세린,데실글루코사이드,황금추출물,모란뿌리추출물,아라키딜알코올,베헤닐알코올, 아라키딜글루코사이드,글리세릴스테아레이트,세테아릴알코올,다이헵틸석시네이트,카프릴로일글리세린/세바식애씨드코폴리머,판테놀,소듐하이알루로네이트,우유단백질추출물(0.1%),알란토인,토코페롤, 시트릭애씨드,잔탄검,1,2-헥산다이올

닥터자르트 바이탈 하이드라 솔루션 바이옴 에센스

스트렙토코쿠스 테르모필루스발효물(762,000ppm), 글리세린, 글리세레스-26, 프로판다이올, 1,2-헥산다이올, 다이프로필렌글라이콜, 나이아신아마이드, 정제수, 부틸렌글라이콜, 소듐하이알루로네이트, 하이알루로닉애씨드, 하이드롤라이즈드하이알루로닉애씨드, 류신, 사카라이드아이소머레이트, 자일리틸글루코사이드, 자일리톨, 안하이드로자일리톨, 베타인, 디엔에이, 판테놀, 에틸헥실글리세린, 아데노신, 소듐시트레이트, 시트릭애씨드, 글라이신, 프롤린, 글리세릴글루코사이드, 글루코오스, 잔탄검, 다이소듐이디티에이 [인텐시브 블루 샷],정제수, 글리세린, 말라카이트추출물, 1,2-헥산다이올, 나이아신아마이드, 암모늄아크릴로일다이메틸타우레이트/브이피코폴리머, 에틸헥실글리세린, 아데노신, 소듐시트레이트, 시트릭애씨드, 잔탄검

꼬달리 비노퍼펙트 래디언스 세럼

정제수, 부틸렌글라이콜, 글리세린, 스쿠알란, 팔미토일포도덩굴싹추출물, 세테아레스-20, 알파-비사보롤, 토코페릴아세테이트, 글리세릴스테아레이트에스이, 향료, 카프릴릴글라이콜, 아크릴레이트/C10-30알킬아크릴레이트크로스폴리머, 포타슘솔베이트, 잔탄검, 카보머, 소듐하이드록사이드, 소듐파이테이트

에이비팜 솔트크림

정제수,옥틸도데칸올,소듐클로라이드,하이드로제네이티드 식물성 오일,호호바씨오일,폴리글리세릴-3 폴리리시놀리에이트, 아이소아밀라우레이트,글리세린,코코넛알칸,스쿠알란,우레아,아이소스테아릴아이소스테아레이트,글리세릴올리에이트,글리세릴카프레이트,비스-디글리세릴폴리아실아디페이트-2,디스테아다이모늄헥토라이트,코코-카프릴레이트/카프레이트,덜스추출물,소듐아니세이트,요엽후박나무껍질추출물,테트라소듐글루타메이트디아세테이트,초피나무열매추출물,어니스어추출물,토코페릴아세테이트,할미꽃추출물,알란토인,락틱애씨드,개꽃추출물,토코페롤,프로필렌카보네이트,해바라기씨오일

이 모든 성분이 하루에 다 들어가고 있으면 우리 몸은 과부하가 걸린다.

의료의 플랫폼을 기대하며...

곯절
지루성피부염
물혹
어깨통증
머리 숱
다낭성 난소증후군
생리불순
광대축소

05 에너지 성형 이야기

에너지성형의 가장 빠른 효과는
겨드랑이부분의 날렵함이다.

장미애

세포치료와 에너지성형의 부작용으로
머리가 검어지고 있다.

최영숙

두피는 피부보다 예민할 수 있다.

김효정

피부의 브로큰을 유발시키는
독들도 눈가가 쳐질 수 있다.

홍경숙

이물질이 피부를 뚫기전에 에너지성형이
답이다.

김연정

레이저치료하기전에 피부의 두께를
먼저 점검해야 할 일이다.

김희정

보톡스의 주름이 펴지는 역할은
독의 역할임을 알아야 한다.

한영희

에너지성형의 가장 빠른 효과는 겨드랑이부분의 날렵함이다.

장미애

복부
막내 5살 때 스케이트장에서 머리뇌진탕
유산7회
재왕절개 3회
갑상선기능저하
사업부진으로 인한 스트레스
그래도 다행은 레이저 안했고 보톡스 2회 이외에
전신 피부관리만을 받았음.

복부의 지방이 절대로 안 빠지는 사람이 지방흡입을 하면 악순환에 걸린다. 3번이나 똑같은 자리에 제왕절개를 했다면 흉조직 밑은 림프부터 정상의 구조가 없을 터이니 세포의 쓰레기가 빠져나가지 못하고 쌓인다. 나이가 60이 다 되어 가면 최소 30년간의 순환장애가 쌓여 있다고 본다. 겨드랑이의 불룩함, 갑상선 기능저하 이 모든 것이 에너지성형으로 좋아질 수 있다. 자신있게 설득해 보기로 했다.

복부의 흉터 밑의 냉기는 상상이 가지만 만져보니 만만치가 않다 겨드랑이의 불룩함도 목 부분의 투실함도….

결론은 순환이 매끄럽지 않아서 쌓인 것이다.
지방흡입 등으로 수술로 해결하지 않고 정기적인 피부 관리가 그녀를 살린 것 같다. 활동에 지장이 없을 만큼 옷으로 커버할 만큼의 뚱보다.

한 번 방문치료 후 그녀에게 에너지성형을 설득하는 것은 거꾸로 우리가 설득당하는 것처럼 쉬웠다. 복부의 냉골과 쌓인 지방으로 보이는 쓰레기가 빠져나가야 그녀를 복원시키는 치료를 계획할 수 있을 것 같아서 유산 7번의 스토리의 치료와 함께 우리의 치료도구가 복부에 쏟아진다. 두 번째 방문에 이어 세 번째 수술방으로 들어갔다. 에너지가 들어간 회복세포가 제왕절개 흉터로 주입되기 시작하면서 딱딱한 아랫배의 둔턱이 무너지기 시작했다. 아랫배에 이어 목 부분의 둔턱 그리고 얼굴의 치료로 이어지는데 그 시간 동안에 아랫배의 쓰레기가 빠지기 시작한 것이다. 사람의 에너지원인 복부가 이 지경이면 몸의 여러 부분 부분이 건강할 수가 없는 구조라는 판단이다. 머리로 에너지공급이 안되면 생각이 건강할 수 없으니 일이 잘 안 풀리는 것은 당연한데 역시 눈치를 못 챈다.

몸의 쓰레기가 쌓이면서 겨드랑이의 지방도 쌓여있고 목도 쌓여있는 쓰레기다.

회복세포를 목 부분부터 얼굴까지 넣는다.
겨드랑이를 넣을 시간이 없다.
복부에서 너무 시간이 걸렸다.

사실 효과가 제일 드라마틱한 부분은 겨드랑이 부분이 날렵해지는 건데, 다음으로 미루어야 했다. 특히 여자들의 브래지어 윗부분의 쌓이고 고인 지방이 아닌 쓰레기들 겨드랑이는 배 부분과 달리 누웠다 일어나면 순간 수 키로가 없어지는 경험으로 의사도 환자도 놀라는 일이다 아쉽게도 뒤로 미루었지만….

수술이 깨어나서 환자는 옷의 사이즈가 확 줄어든 것을 잘 모르는 것 같다.

불편한 것만 찾아낸다.

우리가 체크해줄 타이밍이다.

"배가 부드러워지고 가벼워진 것 같은데…."

"그런 것 같기는 해요!"

인색한 답이다.

그녀는 얼굴의 멍든 부위를 찾는 것 같다.

갑상선 기능 저하는 회복이 느리기 때문에 성형수술을 할 때 아주 기피하는 환자군이다. 그런데도 이러한 속도라니. 다른 환자들은 환호성을 지르며 통증도 없이 이럴 수 있느냐고 호들갑이던데 이런 반응을 보이는 예외는 보기도 힘이 들 것 같다. 목의 둔턱이 약간의 멍에 가려져 있지만 날렵해 보이기도 한다. 피부 밑의 림프에 회복세포를 넣어주는 레시피는 건강하게 날씬하게 만들어 줄 수 있다. 수술 방에 누웠다 일어나면 없어지는 이 현상을 어떻게 설명해야할 지…. 환자는 우리 클리닉에 오는 횟수만큼 긍정의 코드가 늘어가고 있다. 이 환자도 뇌진탕의 후유증으로 머리의 문제가 있었나 싶은데 그 부분까지 이야기하고 싶지가 않았다.

긍정의 마인드는 치료에 무지하게 중요한 부분이다 하나하나 찾아내어 긍정을 이끌어내야 하는 갑상선 기능 저하인 배터리 저하의 환자에게 쏟아 부을 에너지가 남아있지 않다. 왜냐하면 수술방에서 에너지를 다 쏟아 부었기 때문이다. 다섯 번째 방문 그녀는 친구들을 몰고 온다. 그녀의 말이 안 먹히는 강남의 성형수술을 너무나 많이 한 표정 없는 이들이 대부분이다. 성형수술을 많이 반복하면 순환이 안 되어서 생긴 독으로 또는 레이저나 필러로 인한 혈관

손상으로 피하층의 근육의 굳어짐으로 시간이 지날수록 표정이 자연스럽지 않은 경우가 많다.

얼굴의 순환이 안 되는 부분 때문에 뇌에 독이 차 있는지 그녀들도 긍정의 코드가 없다. 하지만 환자가 성형수술을 한 적도 성형외과에 다닌 적도 없어서 얼마나 다행인지 모르겠다. 시간이 좀 지나 그녀의 뇌가 회복될 것이다. 복부의 냉골이 풀려서 뇌로 에너지가 전달될 것이고 들어간 회복세포는 시간이 지날수록 뇌세포를 복구할 것이 분명하다. 그녀가 진정 회복되어서 자신감 있게 좋은 선택과 감사를 할 수 있을 것을 믿는다.

아쉬움이 남는다.

겨드랑이 지방이 수술 전후로 훅 꺼지는 걸 놓쳤다. 우리의 순간 성형의 효과가 가장 큰 부분이었는데 뇌의 회복 후에 감사할 수 있을 때 기회가 주어질 걸 믿는다.

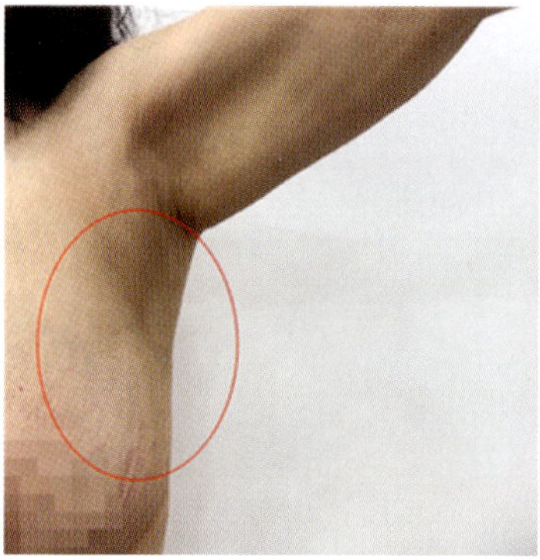

Before

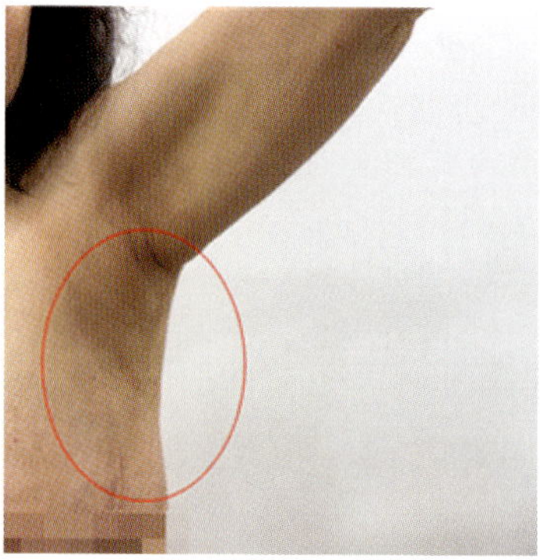

After

에너지 성형의 가장 빠른 효과는 겨드랑이부분의 날렵함이다. 두 시간 뒤에 환자는 펄쩍펄쩍 뛴다. 겨드랑이가 너무 가볍단다. 인체의 비밀을 알면 환자에게 이런 행복감을 준다.

세포치료와 에너지성형의 부작용으로 머리가 검어지고 있다.

최영숙

연예인은 나이가 들어도 연예인인가 보다.
그 감정 그대로 그 포스 그대로 왕언니 같았던 환자이야기이다. 25년 전쯤에 수술을 해주었던 환자가 코끝의 상태가 만성 염증이 되어 전화가 왔다. 내가 수술한 코다. 만나보니 실리콘보형물이 얇아진 피부를 뚫고 나오려 하고 있다. 코끝은 빨갛고 만성 염증으로 어떻게 해도 안 될 터인데~

코의 보형물을 뺄 수도 있다는 말에 그녀의 섭섭함을 감당할 수가 없어서 일단 어찌하던 염증을 가라앉히기로 했다. 조금 먼저 만났으면 좋았으련만 그녀의 방식대로 하기에 좀 늦은 감이 있었다. 세포치료를 결정 후에 이왕 하는 김에 얼굴 전체에 회복세포를 넣기로 했다.
헤어라인까지 오랜만에 만난 반가움의 표시는 그렇게 치료의 영역을 나의 오지랖으로 넓히고 있었다.

성형수술 후 그 주위의 지인들과 달리 연락이 없었다.
본인은 줄기세포를 치료를 받은 사실이 없단다.
우리 멋쟁이 언니가 아직도 줄기세포를 안 하셨다구요?

코끝의 복원작업으로 시작되어 두피의 헤어라인 턱선의 림프까지 꼼꼼하게 시술이 되었다. 코의 피부는 재생되는 듯했으나 다시 또 발그스름해지고 있었다. 할 수 없이 코의 이물질을 빼기로 결정 했다. 이물질이 빠진 후에 울퉁불퉁할까 보아서 세포치료를 다시 하기로 하면서 헤어라인에 다시 에너지 성형을 해주었다. 역시 멈추지 않는 나의 오지랖이다.

어? 그런데 머리카락의 색이 변하기 시작하는 것이다.

이마 부분의 잔머리 부분은 검정색으로 다 바뀌어있고 귀 앞의 머리카락은 브라운에 진회색이다. 90세 정도의 고령에서나 보이는 일인데 70의 나이에 머리가 검어지는 경우는 들어본 적이 없다. 나의 오지랖으로 머리 염색을 안 할 것 같다. 에너지성형으로 에너지가 복구되면 머리 염색을 할 필요가 없어진다. 나이가 젊었으면 머리 염색할 필요 없다고 광고하겠으나 환자의 나이가 70의 나이에는 또 흰머리가 나올 수도 있어서 에너지성형의 결과가 환자마다 다른 것을 지켜보고 있다.

세포치료를 한 사람들은 사진이 참 잘 나온다.
에너지가 세어져서 사진이 잘 받는다고 좋아한다. 그뿐이 아니다.
멀리서 보면 마치 연예인 같은 포스가 연출된다.

나이들은 연예인 중에서 우리 클리닉에서 수술받았던 연예인들이 나이 들수록 멋진 배역을 소화하고 있는 모습을 보고 있다.

코끝은 구멍이 날 뻔했다. 구멍은 나지 않고 자국이 남아있다.

하지만 코끝의 불편함이 보이지 않는 여러 이유가 있는 것 같다. 피부의 도자기 같은 느낌 때문에 얼굴이 작아지고 탄력이 생긴 느낌 때문에 목주름이 좋아진 모습을 보고 같이 골프를 치기만 하면 지인들의 문의가 오고 있다.

남동생이 목주름을 없애는 세포치료를 했다. 하지만 그들이 환자의 결과를 따라올 수 없는 이유는 계속되는 반복 세포 치료와 에너지성형을 한 결과가 너무도 돋보였기 때문이다. 세포치료를 코끝의 복원을 위해 얼굴 전체와 두피 라인에 세 번이나 반복했다. 다음에 시간이 지나서 코끝을 확인하러 또 보게 되면 무슨 이유든 한 번 더 치료해볼 계획을 세워본다. 세포치료와 에너지성형이 부작용이 없다고 쓰고 있는데 머리가 검어지는 부작용이 나올 줄은 미처 생각 못한 경우이다. 확인을 해보아야겠다.

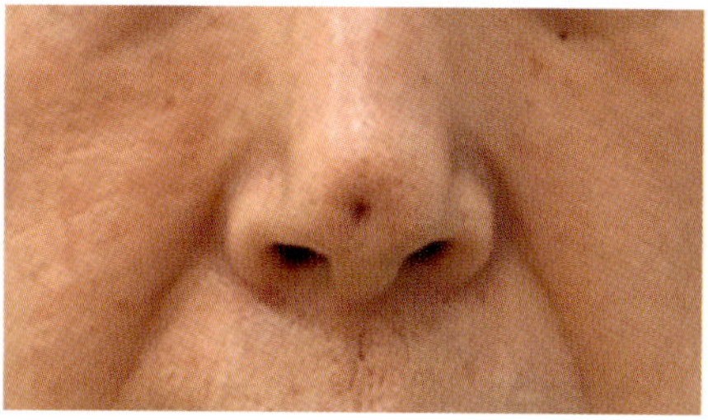

Before

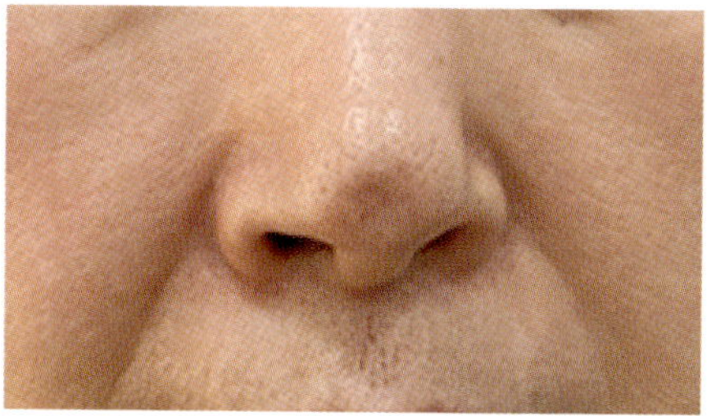

After

두피는 피부보다 예민할 수 있다.

김효정 – 염색

얼굴과 두피가 벌겋게 부어서 치료하러 왔다.
한 2주간의 치료 후에 얼굴의 상태는 그야말로 엉망이 되었다. 얼굴에 에너지를 주입하고 진정이 되면서 회복세포 치료에 들어갔다. 이렇게 세포치료 후에 얼굴이 복원되었다는 이야기를 쓰고 싶은데 그녀의 스토리는 여기서 멈추지 않는다. 부지런한 그녀는 한 달에 한 번씩 염색을 하여야만 하고 항상 하던 염색에서 가끔은 외식을 하듯 좋고 빠른 염색을 하다가 사고가 나는 회귀성 프로그램으로 삼 년간 모두 세 번의 끔찍한 사고가 나고 만 것이다.

천연 염색제를 일 년 치를 아주 어렵게 주문하고 주위와 나눠 쓰는 알뜰함이 한꺼번에 무너지기를 반복했다. 그녀의 고백은 "다시는 다른 염색제를 안 쓰겠다. 분명 좋은 염색제라고 했는데 다들 좋던데 나만 왜 그러지?" 똑같은 레퍼토리이다. 대형사고임이 분명하다.

두피는 피부보다 더 예민하다. 옷에는 천연염색제가 있을 수 있으나 인체에 천연 염색제는 불가능하다. 머리카락이 염색되기 위해 머리카락의 세포안으로 들어가야 하는 제초제 수준의 독이 들어간다.
염색을 하면 눈이 침침하고 간이 안 좋아진다는 사실은 누구나 알고 있다. 수술방에서 제거된 암 덩어리에서 샴푸나 염색제의 독 냄새가 가득 찰 때가 있다고도 한다. 각막이식 정도 수술을 하게 되면 의사의 적극 권유로 염색을 하면 절대 안 된다. 두피를 피해서 머리카락에만 바른다는 '눈 가리고 아옹' 하는 식의 이야기는 머리카락이 쭈뼛 선다는 우리의 경험담이 이야기하듯 머리카락도 세포이기 때문에 해결책이 될 수가 없다.

우리 몸은 하나로 연결되어있다. 독이 우리 몸에 들어오면 몸은 반응하기 시작한다. 극독이 우리 몸의 어딘가에 들어오면 우리 몸은 앓기 시작한다. 암에 걸려 항암제를 맞은 사람은 평생 암의 후유증보다 항암의 후유증으로 시달린다. 천천히 쌓여가는 우리 몸의 극독을 우리의 선택으로 피할 수도 있다. 결국, 두피를 통한 염색은 극독이 두피를 통하여 몸 안으로 들어간다는 이야기다. 이 비밀은 비밀도 아니다.

마치 미세먼지 공기를 할 수 없이 마셔야 하는 상황같이 이야기하고 있다면 그것은 착각이다. 우리가 극독을 일 년에 몇 번씩이나 두피에 발라대면서 우리의 건강을 챙기는 아이러니를 범하고 있는 것이다. 수술방에서 얼굴과 두피의 경계선에 회복세포를 주입하면 재미있는 현상이 나온다. 물론 대부분의 경우가 두피가 녹아 있거나 그 앞쪽의 이마가 녹아있는 것을 본다. 여기서 예외는 없다. 그리고 아주 천천히 10년 20년에 걸쳐서 서서히 약한 피부 결을 타고 흘러 내리면서 눈꼬리, 입꼬리의 주름과 브라운포인트를 남긴다.

아주 운이 안 좋으면 눈가의 림프를 다 막아버리기도 한다. 눈과 눈 주변의 세포가 일하고 에너지 배출통로가 없게 되면 바로 녹내장이 시작된다. 물론 이 것도 수십 년에 걸친 일로 사람마다 다르게 나타나는 현상으로 말이다. 헤어라인 주변을 둘러서 염색약의 후유증으로 어깨와 목의 뻣뻣함, 메니에르 공항장애,

불면증 등등…. 이러한 일들은 우리의 어머니세대 지금 70대, 80대는 그렇게 큰 영향에 노출되지 않을 수도 있다. 온돌과 아궁이에 그 당시에는 먹거리의 오염이 그리 심하지 않았을 수도 있으니 세포가 견딜힘이 있는 것으로 보여진다.
하지만 지금의 젊은 세대에서는 염색의 독을 극복하기에 너무 약하다. 친구 병원에 잠시 진료를 할 때 직원 8명이 모두 염색을 하는 있는 것을 보게 되었다.

한 사람 한 사람에게 질문했던 기억이 있다. 그녀들 모두 식사시간에 하는 이야기는 목의 통증을 이야기하고 있었다. 심지어 목을 바꾸어 끼고 싶다나!
그 원인이 염색이라고 생각 못하고 눈치채지 못하고 있는 안타까움을 지금도 생생히 기억한다. 지금 젊은 세대는 플라스틱 젖병에 우유를 먹고 팸퍼스 기저귀를 차고 온갖 식품첨가물의 유전자변형식품으로 키워진 아이들이다. 이 세대는 몸으로 들어온 독을 물리칠 에너지가 없다. 우리 병원에 잠시 근무했던 네덜란드 유학생 이야기다. 얼굴이 유난히 크고 헤어라인부터 이마 윗부분이 브라운컬러로 살짝 들어가 있는 모습을 보게 되었다. 그리고 항상 발목을 삔단다. 단골정형외과가 있을 정도로.

질문이 시작되었다.

"염색을 한 적이 있어요?"

대학교 1학년 때 흰색으로 탈색도 해보고 온갖 컬러로 다 해 보았단다.

딱 일 년인데도 머리 두피의 전자기장이 고장 난부분이 생기고 대뇌 부분 중에서 발목으로 가는 신경전달시스템의 오작동으로 발목이 망가지게 되고
그 영향으로 어깨와 등의 심각한 비대칭, 그리고 그녀는 항상 붓는다. 그 후유증을 고스란히 앓고 있는데 눈치도 못 채고 있다.

우리는 생각의 길이를 상식선에서 연장하는 습관이 필요하고 행동의 결단이 필요하다. 줄기세포의 복원력은 바로 나타나지 않아도 시간이 지나면서 참 많이도 회복시킨다. 하지만 화상의 후유증도 만만치 않다. 회복력과 화상의 전쟁이다. 염색 후 염색의 독으로 약해진 두피 그 부분에 화상을 입고도 그녀는 종합병원을 가지 않고 우리 클리닉으로 치료를 의뢰했다. 참 눈물겨운 치료의 사투였는데 그녀는 잘 버텨주었다. 거의 2주간의 시간이 지나고 가라앉혀서 줄기세포치료로 치료를 종결하는 식의 치료가 세 번 반복되었는데 그 중간에 두 번째 사고 후의 일이다.

본인의 눈가의 늘어짐을 해결하고자 한다.
눈가가 늘어지는 것은 피부조직의 브로큰인데 대부분은 늘어지는 것을 자르는 것으로 해결하는 것이 보통이다. 이 경우는 독에 의한 피부의 브로큰인데….

환자는 부지런한 성격만큼이나 속도도 빠르다.
줄기세포가 복원하는 시간을 기다릴 여유가 없다.

눈썹 선에 맞춰 늘어져 보이는 피부 여유분을 자르고 봉합하는 수술을 하고는 또 역시 '원장님은 어떻게 흉이 없어요' 의 예찬을 듣는다. 그러나 세 번째 사고 후에 피부가 독에 의한 브로큰이 되고 다시 늘어져 보인다. 분명 잘라냈는데…. 그녀는 얼굴의 무너짐보다 눈가의 무너짐을 훨씬 슬퍼했다. 이제 이해가 되었으니 눈가 피부를 단단하게 해주는 세포치료로 눈가의 피부 늘어짐을 회복시켰다. 세 번의 끔찍한 사고를 통하여 그녀도 독에 대한 학습이 된 모양이다.

제발 회귀성 프로그램이 가동되지 않기를 기도한다.

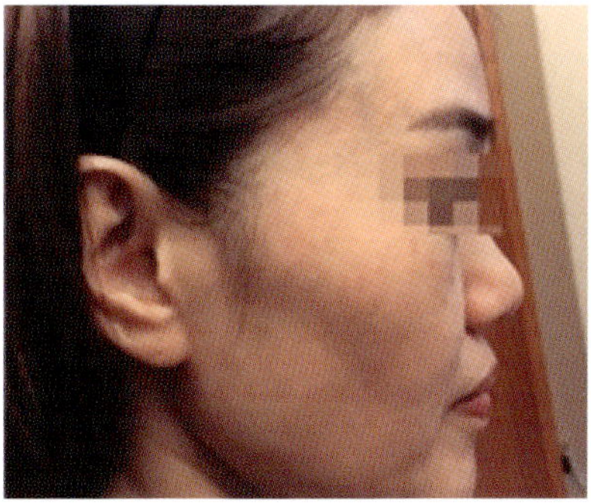

Before

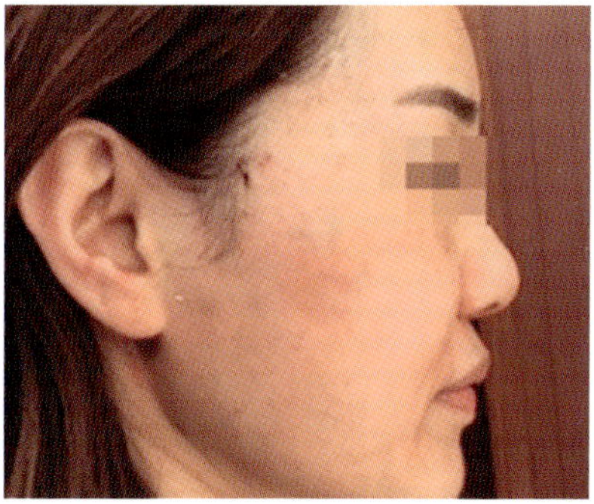

After

이물질이 피부를 뚫기전에 에너지 성형이 답이다.

김연정 - 이물질

코끝이 보통사람의 세배는 되어 보이는 환자가 줄여 달라는 상담을 왔다. 의사가 관상을 운운할 수 없지만, 돈이 많을 터인데 왜 복을 차는지….

화장을 벗기고 고민을 이야기하는데 깜짝 놀랐다.
코끝에는 이물질이 들어가서 피부가 빨갛고 터질 것 같다. 곧 피부로 이물질이 뚫고 나오기 직전이라 치료를 시작했다가 배보다 배꼽이 커지는 상황이 될까 봐 망설이는데 소개한 사람의 감언이설에 의사가 절대로 책임을 지지 않겠다는 페이퍼를 받고 의사와 환자 모두 할 수 없이 수술을 하기에 이르렀다. 그 넓은 면적의 복(?)코가 정상인의 코로 돌아오는데 며칠이 걸리지 않았다. 피부 본래의 기능을 회복하며 이물질을 처음 넣었을 때처럼 피부가 단단하게 이물질을 잡아준 것이다.

성형수술하며 수술방을 지켜온 지 30년이다.
수술을 시작한 초창기에는 이물질을 녹이는 주사나 이물질의 제거수술도 해보았지만, 결과가 썩 좋은 경우가 없었다. 그런데 줄기세포치료 후의 환자들이 이물질을 어떻게 없앴느냐는 소리를 여러 번 듣게 되면서 마치 이물질을 제거한 것 같은 결과를 보았지만 이번에는 늦은 감도 있었다. 피부를 뚫고 나온 후에는 감당하기가 어려울 수도 있어서 망설

일 수밖에 없었는데 아주 아슬아슬하게 운이 좋았던 환자이다. 일 년 뒤에 환자는 죽을병에 걸린 것 같은 몸의 컨디션과 자꾸 튀어나오는 얼굴의 이물질이 걸린다며 다시 방문했다. 이마의 혹처럼 뺨의 입가의 사탕문 것처럼 귀 위와 관골 사이의 혹이 불거져 나왔다. 일 년 만의 방문에 이 환자는 코만이 아니었구나. 나이가 들면서 갱년기 호르몬분비의 변화가 오고 피부탄력이 떨어지며 환자에게 얼굴에 들어간 이 물질들이 밖으로 불거져 나오기 시작했다. 간단한 피검사 후 몸의 상태를 진단하고 같은 방식으로 몸의 회복세포를 주입하기 시작했다.

환자의 반응은 코 수술했을 때보다 더 빠르다.
죽을 것만 같았던 컨디션의 회복을 외치고 있다.
마치 '심봤다' 를 외치듯이 그녀는 살 것 같단다.

그녀 역시 아마도 이물질의 어느 부분이 신경계에 영향을 미친 것 같다. 몸의 면역계가 살아나면서 우리 몸의 신경계가 그렇게 쉽게 살아나게끔 그렇게 생겨먹지를 않았는데 환자의 반응은 영화의 빠른 스토리처럼 전개되고 있다. 굳이 이 사태를 생각해 내보자면 그녀의 영혼이 홀리하거나 아니면 에너지가 쌓여서 치료의 속도가 빠를 수도 있겠다. 1991년 병원을 개원했던 초창기에 의사들은 야매와의 전쟁이었다. 심지어 미용실에 환자를 모아놓으면 시술하는 빵빵이 아줌마도 있었고 용감한 피부관리실 원장들은 해외원정에 초빙받기도 한다.

이들의 장단점은 의사보다 훨씬 요령도 많고, 예쁘고, 스피디하다. 무식해서 용감한 이들은 한 번의 실수로 그동안 해왔던 모든 걸 잃어버리는 경우도 있다. 남자의사의 권위가 득세하고 성형수술을 하는 여의사가 없던 시절에 친절한 여의사는 그들의 해결사 역할을 하던 때도 있었다. 야매가 지금은 많이도 없는 것 같다. 필러 보톡스 전문병원에서 가격이 내려가서 그들의 역할이 없어졌나.

지금 생각하니 세상이 참 많이도 변했다.
하지만 세상이 변해도 이물질 넣은 사실이 변하지는 않는다.
공업용 실리콘, 파라핀 등등 언제 피부로 흘러내릴지 모른다.

의사에게 소견서를 쓰라고 하면 진단명은 언제 터질지 모르는 폭탄이라 쓰고 싶다. 이물질이 피부를 뚫고 나오면 염증이 생기고 아주 피곤해진다. 그러기 전에 애너지성형으로 이물질을 머금고 있는 피부를 단단하게 하면 이물질을 뺀 것 같이 건강한 모습을 찾을 수 있다. 소위 '빵빵이 주사' 를 맞은 이들에게는 쉬운 선택이 아니겠으나 나이가 들어 피부가 힘이 없어지면서 흘러내리는 걸 막아야한다.

제거수술의 후유증은 너무 크다.
그녀는 동시에 맞은 이들에게 일일이 전화를 걸어 이 기쁜 소식을 알리기 시작했다. 전화받은 이들 중에 급한 사람이 없었는지 그녀의 이야기로 끝났다.
몇 년 후면 또 한 사람씩 그녀를 보고 찾아오겠지만…. 그녀는 얼굴에 들어간 이물질이 귀의 윗부분에 입 주위로 이마 한가운데에서 불거지면서 동시에 일년간 갱년기의 후유증치고 너무 지치고 힘이 들어서 하던 일도 접고 있었단다.

그런데 수술 후에 갑자기 컨디션 상태가 회복되고 얼굴이 돌아오니 주위 사람들에게 이야기해야 한다고 생각한 모양이다. 피부밑에서 일어나는 일을 다 알 수는 없지만 피부나 근육의 복원 이전에 림프의 복원이 먼저 되었던 것으로 보여진다. 이물질을 넣은 모든 환자에게서 일어날 반응이 아니니 환자에게 설명을 해 주어야 했다. 이물질이 피부로 나오면서 림프의 순환을 막은 것 같다는 추측성의 설명이 필요했다. 림프 배출이 안 되고 쌓이면서 조직이 눌려서 엉망이 되어버린 컨디션에 회복세포의 림프복원으로 구석구석 쌓인 쓰레기가 빠져나가니 건강을 찾았을 수 있다고 그녀의 의학적 지식의 한계를 넓히며 이유를 설명하고 있다. 피부의 두께와 림프의 배농만 알아도 의사는 요술사가 되어본다. 5G와 6G 시대의 의학이 만들어줄 의사는 유전자의 지식을 넘어서야 하는데 홀로그램, 아원자 등등이 만들어낼 우리의 다음 세대의 의사는 영화 같을 것이다.

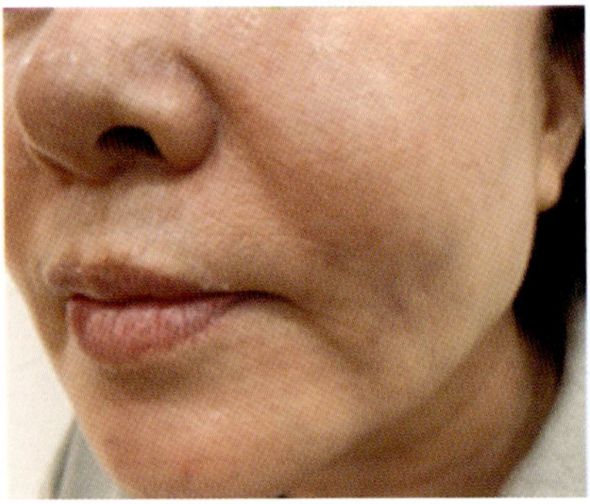

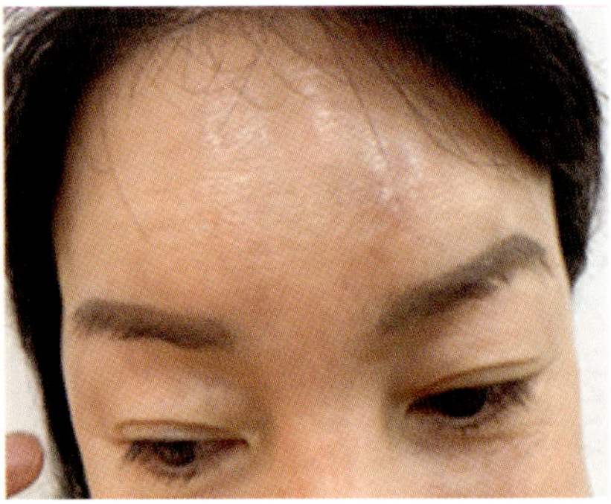

Before **After**

이물질을 넣고 처음에는 예뻤겠으나 나이가 들면 피부와 근육이 힘이 없어져서 흘러내린다. 이물질이 피부를 뚫기 전에 에너지성형이 최선의 방법이다.

피부의 브로큰을 유발시키는 독들도 눈가가 쳐질 수 있다.

홍경숙
종합검진 / 미생물 생태계복원

피부 장벽 때문에 '그만 씻어요' 를 외치다가 우리 몸속의 내장을 씻어낸 이가 치명적 위험에 노출될 수도 있는 이야기~

환자가 살아있는 사람인지 죽어있는 사람인지 꼭 무덤에서 나와 앉아있는 사람과 상담을 하게 되었다. 관상을 운운하기는 의사의 직업상 맞지 않으나 아주 좋은 상인데 수술할 때 수면마취를 하면 의료 사고날 것 같은 그런 사람이다. 그런데 대화를 하면서 너무 따뜻한 인격을 갖추고 계신 분임을 알게 되고 늘어진 눈 때문에 불편하지만, 쌍꺼풀로 잘라내는 수술이 아닌 방법을 소개받고 오셨단다. 눈가를 만져보고는 사람의 피부가 아닌 차돌을 만지는 느낌이랄까? 이 나이는 안 그러던데 원인이 뭘까 궁금하기도 하고 해서 눈가를 눈썹 선으로 늘어진 부분을 잘라내고 줄기세포를 동원하여 흉조직을 최소화한 후 그 고유의 인상을 찾아주느라 전체적인 에너지 줄기세포성형으로 복원작업이 진행되었다.

요즈음 건강한 사람들을 볼 수가 없다.
그래도 이 정도는~
눈이 늘어지고 주름이 생기는 걸 사람들은 나이라고 생각한다.

정확히 오답이다. 주름은 피부의 진피가 브로큰 되면서 나타나는 것이다. 이전에는 나이가 들어 피부가 얇아져 생기는 주름이 대부분이었겠으나 지금은 피부의 브로큰을 유발시키는 여러 독들로 인해 주름이 생긴다. 특히 염색 등의 독이 흘러내리면서 피부의 진피가 독으로 인해 망가지면 당연히 피부는 얇아지고 짜글거리게 된다. 이번 경우는 늘어진 것을 운운할 수 없는 세포가 차돌처럼 굳어진 경우라서 원인이 궁금했다. 환자는 자신이 이렇게 망가 진지 얼마 안 되었다고 한다. 70의 나이에 종합검진을 받은 후에 갑자기 누구도 못 알아볼 정도로 늙어버렸단다.

종합검진 그 후유증이라면 후유증일 수 있다.
확실성 있는 추축이지만 대장검사를 이유로 장을 비워버리면 장내의 미생물이 없어진다. 몸속 미생물의 대부분은 대장에 살고 있으며 신경계와 면역계를 움직이고 있다는 사실이다. 여러 연구결과가 장-뇌 축 (gut-brain-axis), 뇌와 장의 연결을 이야기 한다. 치매, 우울증과 같은 뇌질환을 비롯해 당뇨, 비만, 심혈관질환, 아토피, 천식과 같은 면역질환 대부분의 질환이 마이크로바이옴과 밀접한 연관성이 있다는 연구결과가 있다.

이렇게 보면 이 분은 큰일이 날 뻔한 것이다.
어찌어찌 에너지성형을 선택한 그녀는 우리 클리닉의 고객이 되고 복부의 에너지 충전과 함께 몸을 회복하고 관상을 바꾸는 수술을 하려는 꿈에 부풀어 있다. 이전에 머리에 세포이식 후 반응이 없어서 6개월간 갖은 주사로 보낸 환자 생각이 났다. 종합검진 후 발견이 된 목의 물혹을 수술하게 되고 수술이 잘되었나를 검사가 진행되었다. 또 발견된 뇌의 중요한 부위의 혹(양성), 그리고 방사선치료를 했다고 한다.

그 후로 그녀는 밥도 먹을 수도 없었고 누워서 생활하기를 6개월째 진짜 탈모상태로 일어나서 우리 클리닉에 방문하였다. 6개월의 치료 끝에 기력을 회복하여 해외에 가 있다고 들었다. 이 정도가 종합검진 후의 후유증 이야기라고나 할까? 목의 물혹 정도야 그냥 잘 살 수도 있었을 걸 뇌에 쪼인 방사선치료의 후유증을 안고 살아가기가 얼마나 힘이 들겠나 싶다.

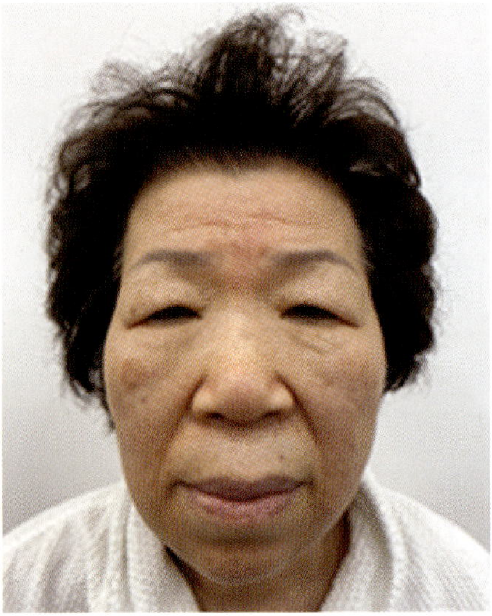

Before

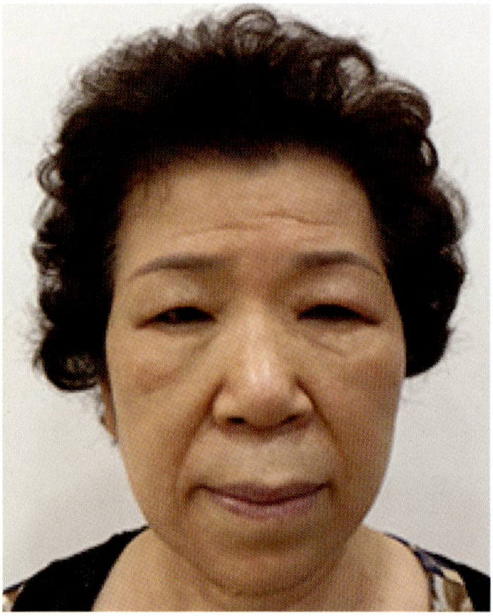

After

레이져치료하기전에 피부의 두께를 먼저 점검해야 할 일이다.

김희정

10여 년 전의 레이저 치료와 지금의 레이저 치료는 아주 다른 결과를 보여준다. 사람들이 삼중 세안으로 피부가 점점 얇아져서 똑같은 레이저로 치료한다 해도 얇아진 피부에 열을 가한다면 그 결과는 치명적일 수도 있다는 생각이 든다. 아주 운이 나쁜 이야기일 수도 있고 너무 많은 이들의 공감을 불러일으킬 수도 있는 이야기다.
그만큼 자기관리라는 이야기가 레이저 토닝으로, 염색으로 우리 곁에 다가와 있다. 심지어 숲 속으로 들어간 피부과 의사에게 레이저를 받으려 예약을 해야 하는 진풍경이 서울을 떠나도 보여지고 있다. 시골의 환경은 삼중 세안에 폼크린징이 덜하여서 얇아진 피부로 인한 재앙이 덜 드러나기를 바래본다.

마스크 위의 아름다운 눈이 점점 처지고 이마 윗부분이 살짝살짝 어둠이 드러나기 시작하는 것을 보게 되었다. '설마' 하는 사이에 눈가의 브라운 영역은 넓어져 가고 브라운 포인트 밑은 림프 배농이 안되어 희끄무레 고인 붓기가 생기기 시작했다. 이럴 때 자기 합리화를 잘하는 착한 이들은 피곤해서 내지는 요즈음 무리를 했더니 그러다가 더 착한 이들은 나이가 들긴 했지라고 합리화를 하고 무의식적으로 자기변명 내지 자기 위로를 해버린다.

이유는 레이저로 인한 속 피부/진피의 브로큰이다.
그다음에 피부의 브라운 포인트에서 영양공급이 안되므로 그 밑의 조직들은 굳어지기 시작하고 표정을 지을 때 푹 들어가 보이게 된다. 어디 그뿐인가 림프 배농이 안되므로 피부결이 막혀서 그 주위는 허옇게 붓기 시작하고 그야말로 절대로 맘에 안 드는 얼굴을 향하여 가고 있다. 아주 서서히 10년 뒤의 얼굴은 아주 맘에 안 들지만 여전히 자기 합리화에 열심일 것이다. 모든 것이 몸에 대한 배려를 하지 못한, 어찌 보면 의료사고인데 어느 의사도 환자도 절대 인정하지 않을 것이다. 치료 시 대부분의 환자가 아닌 아주 영양이 부실한 피부가 얇은 환자가 화상 수준으로 아파하면 좋아지려는 명현 반응으로 면피하지만 그 후 시간이 지나면서 얼굴의 표정은 크레이지~

본인의 습관에 의해 얇아진 피부에 절대 썩지 않는 허용치의 방부제가 들어있는 화장품이 쌓여버린 피부에 열을 가했을 때 열에 노출이 1분이더라도 치명적일 수 있다는 것을 우리는 간과한다. 피부는 너무나 놀라서 아주 얇은 화상에 노출되고는 피부밑의 혈관이 살짝 오징어구이가 되어버린 것이다.

혈관손상의 결과는 치명적이다.
성형수술을 하며 수술방에서 얼마나 놀라운 사실들을 알게 되는지…. 우리가 간과하는 얼굴의 브라운포인트는 대부분 차돌에 가깝다. 진피가 손상을 받게 되면 혈관이나 신경계가 손상을 받게 된다. 자연스레 그 밑의 조직들이 영양공급을 받지 못하게 되고 굳어지기 시작한다. 그리고 치료하려고 바늘을 찔러보면 '지지 직' 소리를 내는 것은 너무나 양호한 케이스이다. 차돌이 되고 돌이 되어 바늘이 들어가지를 않는 경우가 대부분이다.

피부가 피부의 역할을 할 수가 없다.

그런데도 표정을 짓고 우리는 모르고 살아간다. 피부는 기아에 영양실조에 굳어가면서 에너지를 실종하고 있는데 굳어지고 산모같이 환자처럼 부은 피부로 레이저 치료는 사람에 따라서는 재앙일 수도 있겠다는 생각이다.

이 시대에 얇아진 피부에 열을 가한 후에 삼 년의 결과 그리고 10년 후에 우리 피부의 상태는 느낌 없이 브라운포인트로 남고 있다.

2021년. 레이저가 자기관리가 되어버린 이 시대에 치료 전에 자신의 피부 두께를 먼저 점검 해야할 타이밍이다. 성공하기보다 피부가 오징어구이가 되는 경우가 점점 많아지고 있다.

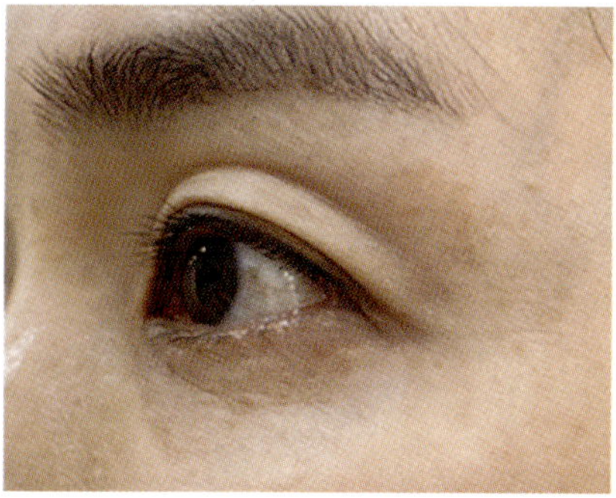

Before

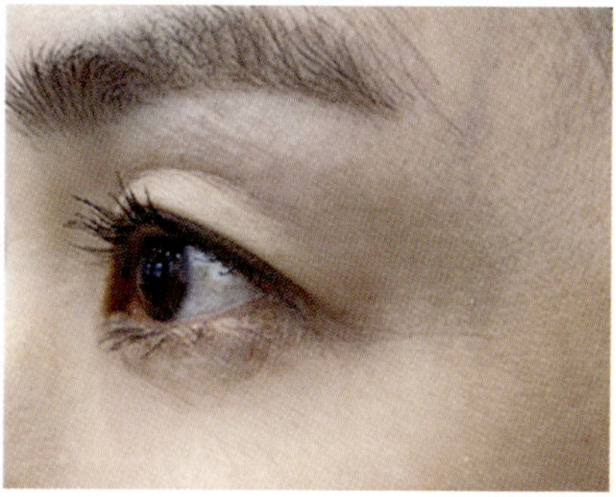

After

보톡스의 주름이 펴지는 역할은 독의 역할임을 알아야 한다.

한영희 - 보톡스 후유증

자기관리를 잘하는 50대 직장여성의 이야기다.
십 년 남짓 기간 동안 염색을 한 달에 한 번씩하고 보톡스는 이마 부분에 2회 맞았고 레이저는 한 적이 없고 눈가의 늘어진 부분을 수술한 기왕력이 있는 등등 그리고 최근 2년간 어깨와 목이 아프기 시작하여서 비교적 꾸준히 치료를 받기 시작했고 우리 병원에서 환자를 품어주는 의료진으로 함께하게 되었다.

그녀의 첫 출근날 "목은 뻐근하지 않으세요? 보톡스를 맞은 적이 있어요?" 그녀의 답은 "아프지는 않지만, 기회가 되어서 도스 치료를 하고 있어요. 심하게 아픈 정도까지는 아니구요~." 진료 후 그녀가 에너지성형 아닌 에너지치료를 받고 놀라는 모습이 인상적이었다.

상당히 가볍다는 것이다.
그다음 표현이 코믹하다.
머리가 10kg의 무게였다면 4kg으로 줄었단다.
우리는 우리의 상태를 잘 모르는 것 같다.

우리의 상식과 달리 신경의 부분 특히 뇌가 느낌이 없기 때문이다.

예를 들어 치매가 걸린 분이 뇌가 아파서 통증을 호소하는 경우는 없다. 심지어 도파민 분비가 약해지거나 세로토닌의 분비가 약해질 때도 우리의 뇌는 아프지 않다. 그냥 그러려니 하고 오랜 잠식으로 살아가는 게 대부분이다. 그녀의 생기 없음 그리고 이마 부분의 피부가 얇아져서 브라운스팟을 넘어 브라운에어리어로 자리 잡은 부분이 10여 년 동안 근육이 얇아져서 피부밑의 조직이 '영양공급이 안되고 있어요' 를 외치는 소리인 줄 누가 알까. 우리 몸으로 독이 들어가게 되면 독은 뇌의 신경계로 조금씩 흘러들어 간다는 논문이 발표된 지 오래이다.

뇌간(숨골, brain stem)에 독이 쌓이면 독이 찬 인상이 되고 무너지는 인상의 얼굴들이 헐리우드의 스타들을 통해 유튜브의 영상으로 많이들 돌고 있다.
한 두 번의 독으로도 치명적일 수 있다는 게 문제이다. 그동안 보톡스로 효과를 본 사람들도 어마 무지하게 많겠으나 피부가 얇아지는 후유증에 대한 것을 알고 있는 경우도 대부분이지만 느낌 없이 뇌에 영향을 미치는 사실의 인식이 절실히 필요하다.

1995년인지 초창기에 보톡스가 국내에 들어올 때의 요란함이 그 사실을 이야기해 줄 수 있겠다. 보톡스가 독극물에서 노말 드럭으로 식약청 인증받기 전의 에피소드이다. 한국이 분단국가인데 독극물이 들어오는 것은 펜타곤에 기록이 남겨져야 했고 사과 박스 안에 해독제와 함께 한 바이알이 에어로 운송하던 시절을 기억하는 의사다.

그녀도 모르는 그녀의 인상을 돌려주고 싶다.

절대로 아프지 않게 주사를 놓고 환자의 마음을 어루만지는 이 시대의 나이팅게일인데 뭔가 힘들어 보이는데 그 원인이 두 번의 보톡스가 원인이라면 에너지성형으로 에너지를 채우고 세포를 치료하면 그녀의 원래의 천사 얼굴로 건강한 인상을 되찾을 것이다. 에너지가 채워지면 독을 배출할 터이고 세포치료로 그녀의 뇌세포는 복원될 것이다. 천사 같은 그녀의 얼굴을 기대해본다.

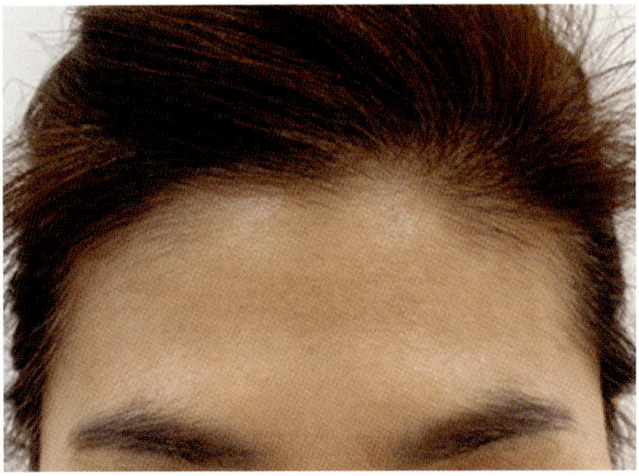

이마의 근육이 얇아지고 브라운 스팟이 아닌 브라운 에어리어다.
그보다 보톡스로 인한 뇌신경의 손상이다.

06

뇌를 치료받은 이야기

에너지성형의 순서가 레시피로 정립 중인데 그러면
치료속도가 더욱 빨라질 것이다.

이소영

변비는 장의 문제가 아니라 몸이 변을 밀어낼 힘이 없는
것이다. 어쩜 뇌의 명령구조가 무너진 일 일 수도 있다.

김선경

치매환자에게 에너지성형을 하면 인지능력이 좋아진다.
결국 치매도 치료될 거 같다.

곽자혜

편도 암 수술 때문에 쌓인 쓰레기가 림프를 막아 황반의
어둠으로 왔다면 수술자국의 림프소통이 시작되면서 망막의
어둠은 없어지기 시작한다. 치료의 방향전환이다.

김희태

에너지성형의 순서가
레시피로 정립중인데
그러면 치료속도가 더욱 빨라질 것이다.

이소영

녹내장환자의 세트메뉴는,
안구건조
편두통
불면증
공황장애
원형탈모
목과 어깨의 통증
소화 불량 등 이다.

돌 깨는 의사의 시행착오 이야기다.
눈가의 브라운 스팟에 회복세포를 넣으니 하루 만에 녹내장이 치료되었다는 환자의 이야기를 듣고 아~하! 의사가 환자를 보는데 5분씩 6개월에 한 번 만나기 시작하면 1년에 10분이고 우리 클리닉에서 디톡하고 몸속의 회복세포로(멜팅치유) 두 시간 반 동안 150분, 15년 치를 하루에 치료한 셈이니 병의 진행속도보다 회복되는 속도가 빠르니 치료 될 수도 있다는 공식이 나왔다. 그렇게 집중치료를 하고 환자의 반응을 보고 너무나도 프라우드한 시간이다. 그런데 이어지는 환자의 주말마다 지독한 편두통을 앓고 있는 사실이 드러났고 두피의 프로즌셀들을 깨주어야 했다. 원형탈모와 편두통 등의 치료에 도움이 되고자 목과 어깨의 통증까지 연관성을 가지고 2차 치료에 들어갔다. 또 15년 치를 한 꺼번에 치료하며 프로즌셀 돌이 되어버린 세포들을 깨는 의사로서의 작업에 들어갔다. 눈이 아침마다 뻑뻑하던 것이 없어지고 안구건조증상과 비염도 해결 된 듯~

이렇게 삼 개월이 지난 후에 얼굴의 본연의 꺼칠한 모습이 보였다. 그녀의 모든 원인은 영양공급이 안 되는 위를 가지고 있었던 것이다.

아~ brain gut axis의 문제 해결에 들어갔다.

위와 장의 에너지 충전. 이제 환해지는 얼굴의 모습을 보며 음식은 잘 드시고 계시죠?

소화는 잘 되시는 거구요!

이제 환자의 환해진 얼굴을 보며 안도의 숨을 쉰다.
에너지의학과 에너지 배터리 충전을 강조하던 의사도 보여지는 것만을 보기에 급급한데 환자들은 더 조급하게 안압을 빼기에 급급하다. 몸의 에너지가 충전되면 스스로 알아서 치료하는 메카니즘을 어떻게 이해시킬 수 있을는지. 환자는 치료되었던 녹내장이 다시 에너지공급을 못 받아서 다시 녹내장으로 돌아갈 뻔했다. 녹내장, 편두통 치료를 다 해놓고도 다시 에너지 고갈로 진행되면 병은 다시 시작될 것이 분명하다. 이래서 난치를 치료해놓고 환자나 의사가 억울한 일들이 생길 수 있겠다.

이제부터 녹내장의 레시피는 에너지충전을 체크하고 눈가의 프로즌셀을 치료하는 걸로 해야겠다. 혹 환자가 에너지공급이 충분한데 녹내장의 문제만 있지 않을까 싶으나 요즈음 환자를 보면 세트메뉴의 예외가 별로 없다. 그 이유는 사람이 생각보다 단순하게 생겨기 때문인지 세포를 쪼개고 쪼개어 논문을 내놓는 사람에게 독의 문제를 이야기하고 에너지를 이야기하기에 설득력이 약하다.

디테일한 시각으로 난치를 치료하기는 역부족이다.
사람 스스로 치료하는 능력의 극대화는 에너지를 넣어주는 수밖에 없다. 의료가 약으로 통일되기 이전에 의사들은 환자와 마음으로 많은 대화를 나누고 들어주며 교감하고 있었다. 환자의 믿음으로 치료되는 경우도 많았고 지금 의료시스템으로 약을 주는 의사들이 놓치고 있는 것은 사람은 피검사에서 안 나오는 데이터들이 많다는 사실을 놓치고 있기도 하다. 그 대표가 수면제 공황장애 등등의 약들이다. 이런 환자들의 대부분은 뒷목이 굳어져있다. 뒷목의 굳어진 부분을 체크해 보는 것이 루틴이 되지는 않았다. 약의 처방이 의사의 권위를 대변해주지 못하는 시대에 와있는데 아직도 약으로 진료한다. 복부에 에너지를 넣어주고 뒷목을 풀어주고 병을 치료하는 순서가 바람직하다.

잠을 자는데도 에너지가 필요하다.
약으로 치료는 한계에 와 있다.
에너지 의학의 정확한 레시피가 정립 중이다.
에너지를 충전하고 아픈 곳을 치료한다.
얼마나 다행인지 모르겠다.
에너지치료가 부작용이 없으니 말이다.

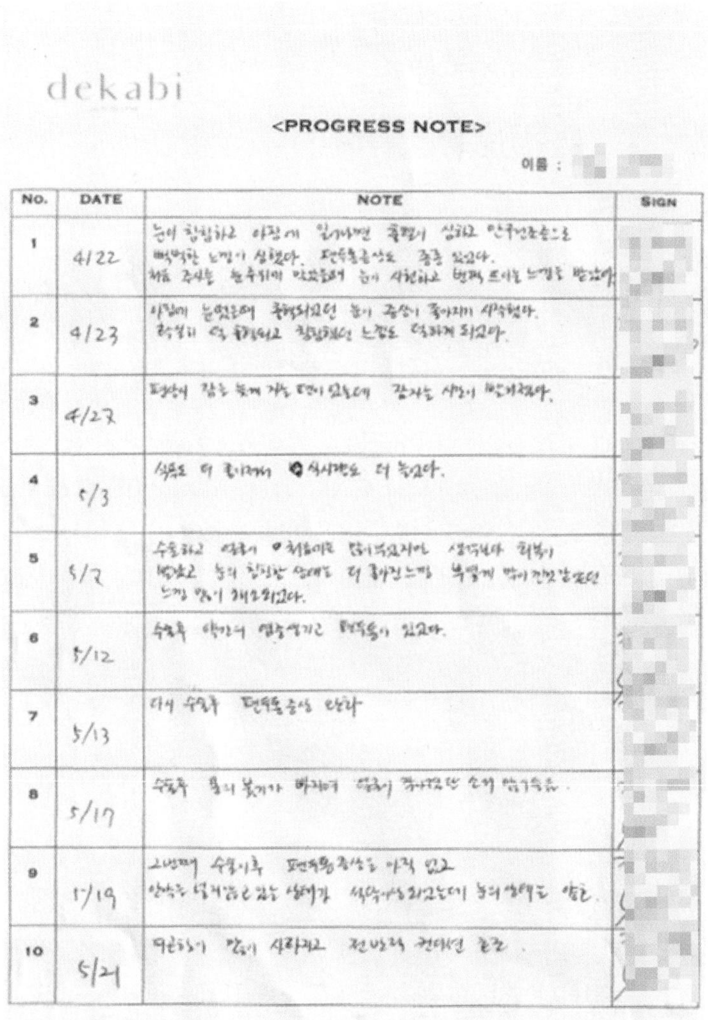

dekabi

<PROGRESS NOTE>

이름 : [redacted]

NO.	DATE	NOTE	SIGN
1	4/22	눈이 침침하고 아침에 일어나면 충혈이 심하고 안구건조증으로 뻑뻑한 느낌이 심했다. 편두통증상도 종종 있었다. 처음 주사를 눈주위에 맞았을때 눈이 시원하고 번쩍 뜨이는 느낌을 받았어.	[redacted]
2	4/23	아침에 눈떴을때 충혈되있던 눈이 증상이 좋아지기 시작했다. 확실히 더 환해지고 침침했던 느낌도 덜하게 되었다.	[redacted]
3	4/27	편두통이 잠을 늦게 자는 편이 있는데 깨지는 시간이 빨라졌다.	[redacted]
4	5/3	시력도 더 좋아져서 [illegible] 시야각도 더 늘었다.	[redacted]
5	5/7	수술하고 약효가 처음이라 많이 부었지만 생각보다 회복이 빨랐고 눈의 침침한 상태도 더 좋아진 느낌 뿌옇게 막이 껴있었던 느낌 많이 해소되었다.	[redacted]
6	5/12	수술후 약간의 염증생기고 편두통이 있었다.	[redacted]
7	5/13	다시 수술후 편두통증상 완화	[redacted]
8	5/17	수술후 눈의 붓기가 빠지며 얼굴이 좋아졌단 소리 많이 들음.	[redacted]
9	5/19	그날때 수술이후 편두통증상도 아직 없고 안쪽은 덜 낫지 않은 상태가 석달가량 되었는데 눈의 상태도 양호.	[redacted]
10	5/21	뒷골쪽이 많이 시원하고 전반적 컨디션 좋음.	[redacted]

변비는 장의 문제가 아니라 몸이 변을 밀어낼 힘이 없는 것이다. 어쩜 뇌의 명령구조가 무너진 일 일 수도 있다.

김선경 – 변비

커피관장 10년 장에서 냉기가 풀풀. 그녀의 똥과의 전쟁은 너무나도 유명하단다. 일주일간 독이 쌓이면 어지럽고 결국은….

몸의 에너지를 높이고 장에 회복세포가 들어갈 준비를 한다.
두 번째의 방문은 그녀의 마음의 문을 오픈하게 되고 마음의 얼음이 녹는 듯 복부의 그 오랜 냉기가 사그러드는 듯했다. 환자의 딸이 엄마 배에서 얼음이 안 나온다고 했단다.

이제 세 번째 방문 수술방의 불이 켜지고 그녀의 슬픔에 복받치는 똥과의 전쟁스토리를 촬영했다. 수술대의 불이 켜졌다. 몸의 회복세포를 주입하게 되면 주입된 부분의 에너지가 세지므로 회복세포가 치료한다기보다는 그 상태를 이용하여 몸을 치료로 이끌어가는 이 시대나 가능한 새로운 치유다. 세포가 복부부터 엉덩이 겨드랑이 림프까지 한 땀, 한 땀 주입되고 곧 똥을 배출할 힘이 곧 생길 거 같은데도 혈액으로 많은 주사가 들어간다. 환자를 못 믿는 것이 아니라 그 오랜동안 고생한 환자도 안타깝지만, 이 시대에 독으로 꽉 차서 우리의 예측대로 주입된 에너지 높은 세포가 일을 잘 못할까 보아서 또 우리의 열심으로 수술방은 분주하다.

세포는 참 예민해서 세포에 독이 차 있으면 일하기가 더디다.

그래서 에너지 주입으로 스스로 세포 안의 미토콘드리아가 독을 배출하도록 유도하는 게 오히려 회복세포의 결과가 더 빠른 경우가 많다. 또 에너지 높은 회복 세포는 혈액 순환 등의 세포주위의 환경의 영향을 무지 하게 받는다. 마음의 절대 영향을 받음은 물론이다. 그래서 환자가 수술 방에 누워있는 동안 참 많은 치료를 한다. 환자는 눈을 감았다 뜨는 순간이지만 병과의 치열한 전투장 같다고나 할까. 호흡과 혈압 맥박을 지켜야 하고 산소통의 산소가 주입되고 환자의 온도를 높여야한다. 환자를 순간의 수술처럼 아름다움을 연출하려면 분주하기가 이를 데 없다.

혈소판을 끌어올리고 에너지레벨을 높여 치유의 차원을 높인다. 이렇게 잘난 척 있는 대로 하려면 최소한의 부작용을 피하기 위해 항생제 소염제 스테로이드 등의 약은 환자에게 주입되지 않는다. 피 한 방울이 환자의 몸속에서 밖으로 나와 실험실에서 돌아가기 시작하고 그 후에 다시 우리 몸속으로 들어가 토네이도처럼 몸속의 에너지를 높이며 치료하기 시작한다. 마치 우리가 숨 쉬던 착한 공기가 스윙을 시작하면 토네이도가 되어서 집과 자동차를 삼키듯 실험실에서 우리 혈액의 스윙이 필요하다. 치유란 자연을 흉내 내면 된다. 우리의 피 한 방울이 스윙하기 시작하며 강력한 치유의 에너지를 내어 뿜는다는 것도 철저한 자연을 보고 흉내 낸 것임이다.

치유하면 정신적 치유로 생각하겠으나 인간 본연의 영, 육, 혼 그 중 육의 치유를 해 내야 하는 것이다. 몸이 건강하면 나머지 건강이 따라오는 것을 참 많이도 본다.

치유는 사람마다 다르다.

절대 이론적으로 설명되거나 고정된 이론으로 사람에게 다가갈 수 없다. 우리의 220조 개의 세포가 어떻게 살아왔는지 도대체 알 수 없기 때문이다.
하지만 이 모든 세포의 총사령관이 마음이다. 마음을 서로 공유하고 서로의 공감대의 공명이 생기고 병의 불편함과 헤어지려는 용기에 에너지라는 힘이 실려야 된다. 아마도 우리의 선조들은 그 에너지를 자연과 또는 아궁이에서 혹 황토방의 온돌에서 몸의 세포에 쌓아 놓은 거 같다. 그 에너지를 지금 치유라는 이름으로 에너지의학의 이름으로 흉내내고 있는데 너무나도 역부족이거나 사람들의 찌든 독을 녹여내기가 쉽지 않다.

변비라는 똥조차 밀어낼 에너지가 없는 인간의 모습은 시멘트의 침대문화가 만들어내는 에너지 없는 환경의 결과이다. 너무나 많은 약, 음식, 관장으로 그 많은 한의원의 레시피의 일시적인 치료가 수십 년간의 고통에서 이끌어 내주지 못하고 있다. 이 환자의 배에서 얼음이 멈추어지고 차가운 냉골의 기운이 따뜻하게 풀어지고 스스로 움직임이 생기며 몸의 독을 배출하기 시작하는데 내 몸속의 노폐물을 배출하는 스스로 느낌을 느끼는데 대부분은 10번까지 필요하지 않다.

복부의 에너지가 뇌로 안 간지 꽤 오랜 시간, 그녀의 기억으로는 고등학교 때부터 일터인데 그녀는 유학도 마치고 그녀의 딸도 훌륭히 키웠고 머리는 문제가 없는 단순한 변비의 문제이려니 생각했으나 인체는 예외 없이 변비의 원인이 드러나기 시작했다. 머리 두피의 가느다란 머리카락이 이야기해주듯이 두피조직이 돌이 되어있는 걸 알게 되었다. 이 돌은 어떻게 깨지? 에너지 없음으로 인해서 많은 질병들이 들어왔을 터인데 그녀는 서서히 죽음의 사투를 했던 여러 이야기를 하고 있다.

인간적인 사투, 유학시절의 하루가 아닌 일주일 동안 2시간을 자며 MBA를 두 군데서 하는 악바리, 방송국의 성공 스타강사, 모든 사람과 잘 지내는 인성의 소유 그녀의 이야기를 듣다 보면 나의 뇌도 녹아버릴 것 같다.

그녀에게 질문을 던져 본다.

"왜 변비가 이렇게 지독할까요?" 환자의 즉답이다.

"유전적인 요인도 있겠지요~ 엄마도 그러셨으니."

그녀는 자신을 돌보지 않은 합리화를 당연한 듯이 이야기하고 있다. 그 해맑은 미소 끊임없는 남에 대한 배려 이 훈련은 브로큰 될 수 없는 그 무언가가 있었겠지만.

"산 송장 같은 삶이죠~"

변을 일주일간 안 보게 되면 토하기도 하고 어지럽고 발은 퉁퉁 부어오르고 심장은 멎어버릴 거 같은 삶의 연속 속에서도 그녀의 몸속의 소리를 듣지 못했다. 그녀의 뛰어난 머리는 몸을 망각한 듯 열심을 내었다. 그녀의 뇌 신경세포들은 지구상의 그 누구보다 열심히 움직였을 것이고 과부하에 열이 빠지기도 전에 과부하에 걸려 두피도 얇아지고 미처 빠져나가지 못한 열의 연속은 뇌 신경세포의 브로큰을 일으키고 있었을 것이다. 뇌 속에서 일어나는 일은 수 십 년간의 기가 막힌 그 느린 버전을 누구도 그녀 스스로도 눈치채지 못한다.

이러한 메카니즘은 손가락의 관절염환자의 메카니즘과 너무도 흡사하다. 피아니스트의 손가락, 동대문의 미싱사의 손가락은 열심으로 분주히 움직인다. 그 움직임만큼이나 우리의 세포는 열을 발생하는데 열이 빠지는 속도가 둔탁해지면 손가락이 뜨거워지기 시작한다. 그 열이 생기는 속도와 빠지는 속도의 밸런스가 엇박자로 열이 넘쳐나면서 염증이나 통증을 유발한다. 이러한 현상을 눈치 채지 못하고 열심히 깔끔하게 씻어대며 허용치의 방부제가 들어간 썩지도 않는 핸드크림을 발라대는 악순환이 지속되면 열이 넘쳐 쌓인 열로 말미암아 결국 손의 마디마디의 뼈까지 변형되어 나타나기 시작한다. 증상만 보고 약을 먹기 시작하고 악순환의 길로 들어서지만 아주 예외적으로 운 좋게 피부의 건강을 회복하여 림프의 기능이 회복되면 열이 빠지기 시작한다.

이러한 메카니즘은 몸의 많은 부분에 적용되는데 뇌도 예외는 아니다. 그렇지만 이러한 메카니즘이 오랜 시간과 함께 아주 많이 진행되어 브로큰 된 부분이 나타나기 시작한 후에 우리의 치료를 주장하기에 그 브로큰 된 다양한 증상들을 회복시키는 데에는 또 다른 시간적 배려가 필요하다. 망가지는 속도보다 빠르게 복구해야하는데 어느 의사가 이러한 일을 감당할 수 있을까. 복구하는 도구는 우리 몸의 회복세포를 붙여놓고 세포의 에너지를 높이는 작업일 것이다.

시간과 열정과 환자의 믿음의 공명 등등이 필요하다.
망가진 세포들 그 부분 중에 자율신경 부분이라면 당연히 이러한 증상 변비 증상이 나타날 수 있다. 이 환자의 특징은 변이 안 나온다가 아니라 아무 감각이 없다는 것이다.

신경의 회복에 포커스를 줌 인하고 다시 프로그램 짜야 한다.

그래도 지금은 복부의 에너지가 뇌로 전달될 터이니 시간은 짧아지리라 예측하며 환자와의 믿음의 공명으로 진정한 치유를 찾아본다.

열심히 살아온 삶의 선물이 될는지.

아니면 몸을 무시한 열정의 대가가 한꺼번에 돌보아야 하는 몸에 대한 사랑의 절대치를 우리가 뒤집어쓰고 대신 돌보아야하는 몸의 소리의 이끌림인지 우리의 해석과 관계없는 환자의 선택이다. 지금 그녀의 변을 보고 싶은 감각이 시작되었다. 복부가 따뜻해지고 머리의 감각이 살아나고 관장이 필요 없어진 것을 알았다. 그 많은 환약의 수가 참 많이도 줄었다.

12:29 ◀ .ıl LTE

< 전체보기

안녕하세요
변비 개선 위해 했던 노력들입니다.

증상
11세 맹장 수술 후 주변이 딱딱해졌고
출산할 때 제왕절개 한 후 배꼽 근처가 딱딱했는데 수술 후 다 그런 거라고 생각했는데 점점 변비가 심해지기 시작했습니다.
그래도 생활에 크게 지장이 되진 않았지만 화장실 가기가 힘들어지더니
30대 후반에 치질 수술을 했고 그 후는 힘줘서 변을 보는 게 두려워졌습니다.
또한 변비가 심해지면서 독소로 인한 두통도 심해져 진통제를 상복하다시피 했습니다. 나중에는 가만 있으면 일주일 이상 화장실에 못가고 결국 다 토하고 관장해야만 화장실에 갈 수 있게 되었습니다.

노력
평소 물도 많이 마시고 채소 위주의 식사를 하던 터라 먹는 걸로 개선이 어려웠는데 돌이켜보면
워낙 먹는 양이 적었고
너무도 바쁘고 치열하게 일하며 사느라 잠도 안자고 운동도 안 했던거 같아요.
주변에서 변비에 좋다고 하는 식품들을 이것 저것 먹어봤지만 효과가 없거나 일시적이었습니다.
....

추가로 데카비에서 장 치료/수술 후 조금씩 장의 움직임이 느껴지고 최근 약을 먹고 가도 변이 조금 달라졌습니다. 전에는 약을 먹고 설사처럼 가는 게 다였는데 지금은 아주 가늘지만 제대로 된 변을 봅니다.

치매환자에게 에너지성형을 하면 인지능력이 좋아진다. 결국 치매도 치료될 거 같다.

곽자혜 – 치매

아침은 드셨어요?
이름은 어떻게 되셔요, 남편이름은?
생일이 언제세요 그리고 남편 생일 기억나셔요?

아주 천천히 대답을 이어가는 그녀에게 세 번째 질문에 막혔다. 눈을 내리고 기억해내려 애썼으나 기억이 안 나는지 한참 생각하려다가 화를 내는 것이었다. "연습을 하게 했어야죠~." 기억이 안 나는 것이다.

첫 번째 치료가 시작되고 한 시간 뒤에 일어나기 전에 환자는 "4월 1일!" 하고 소리치는 것이다. 기억해 낸 것이다. 그리고 발걸음이 빨라진 듯~ 두 번째 방문해서 다시 똑같은 질문이 이어졌다. 환자가 한 가지 아들 이름까지는 기억을 해내었으나 생일은 역시 기억이 나지 않았다. 치료가 진행됨에 따라 환자의 깊은 밤 속에서 헤매듯 회복의 속도를 당기고 있었다. 치료 후에 다시 녹화에 환자의 변화를 담아 보고 싶었다. 그런데 아! 이렇게 표정이 빠를 수가~ 그녀는 분명 변화하고 있었다. 그리고 드디어 세 번째 방문 수술방으로 안내되었다. 뒷목의 피부가 어두워서 브라운포인트가 아닌 브라운 에어리아라고나 할까. 등이 굽고 눕기가 힘들어서 목을 수건으로 받쳐서 누워야하는 상황이었다. 뒷목이 굳어있네~ 치매는 대부분의 생각에 해마라는 부분의 기억력상실로 시작된다고 생각하므로 귀 주위의 헤어라인에 회복세포가 들어가기 시작하는데 역시 예외 없었다. 나의 직업이 드러나야 하는 돌 깨는 의사로서 세포를 주입하고 있었다. 헤어라인이 굳어져서 얼마나 딱딱하던지 회복세포가 들어가며 부드러워지기 시작하고 환자는 계속해서 기침을 해 대는 것이었다.

God bless you! God bless you!

환자분의 호흡 맥박수를 체크해가며 회복세포의 주입부위는 점점 넓어져서 결국 두피 전체와 목 뒷부분 그리고 눈가와 뺨, 목 주변 모두가 포함되었다. 환자는 잠을 자는듯하더니 갑자기 아프다고 화를 내며 깬다. 같은 사람이 맞을까 할 정도 수술방 식구들을 당황시켰다. 근처에 있으면 아주 황당한 일이 있을 거 같이. 하지만 귀리 죽을 먹여 드리려고 수술자국을 닦으려 모두가 열심이다. 환자는 통증을 호소하며 밀가루 발라야 한다고 빨리 밀가루를 가져오라고 호통이시다. 같은 분 맞아?

석고 가루가 있어서 갖다 드렸다. 흰 가루를 바르고 안 아프시단다. 이럴 때는 환자로 보이기도 한다. 천천히 회복실로 옮겨 옷을 갈아입는 포스가 남다르다. 모든 것을 직접 해야 하는지 휴지 한 조각도 직접 챙기신다. 우리 직원들에게 감사의 인사도 잊지 않으시고 식사하러 식당으로 나가셨다. 수술방부터 회복실의 전쟁을 치르고 생각해보니 원래 순한 분이 아니었나 보다.

수술 다음날 오셨다.
화장실 다녀오시는 속도가 엄청나게 빨라지셨다. 그리고 등도 펴지셨다. 인터뷰의 영상이 기대된다. 환자의 자아가 드러나기 시작하자 치료를 누가 들어갈지 서로 미룬다. 환자의 포스가 너무 세어져서 아프게 하면 혼이 날거 같다.

또 뒷이야기를 들어보니 두 번 치료 후에 장을 보시고 밥상을 차려주셨다는데 많은 발전이다. 내일이 기대된다. 대기실의 보호자 밥을 태워서 직접 밥을 해주시던 남편분의 표정에서 안도감의 여유가 생겼다.

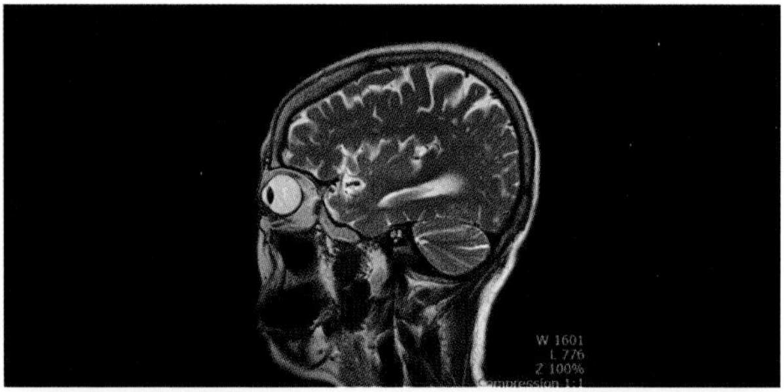
W 1601
L 776
Z 100%

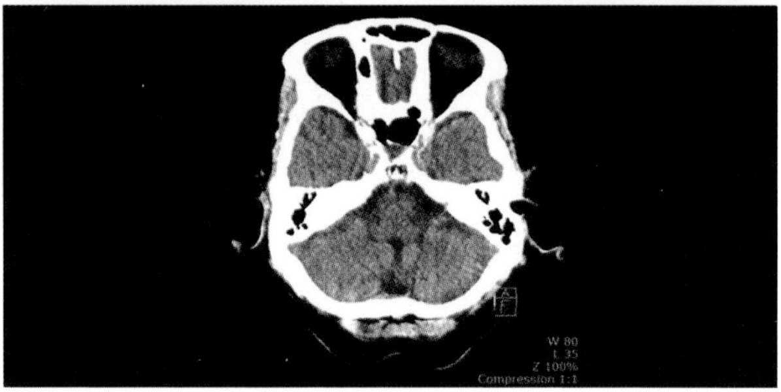
W 80
L 35
Z 100%
Compression 1:1

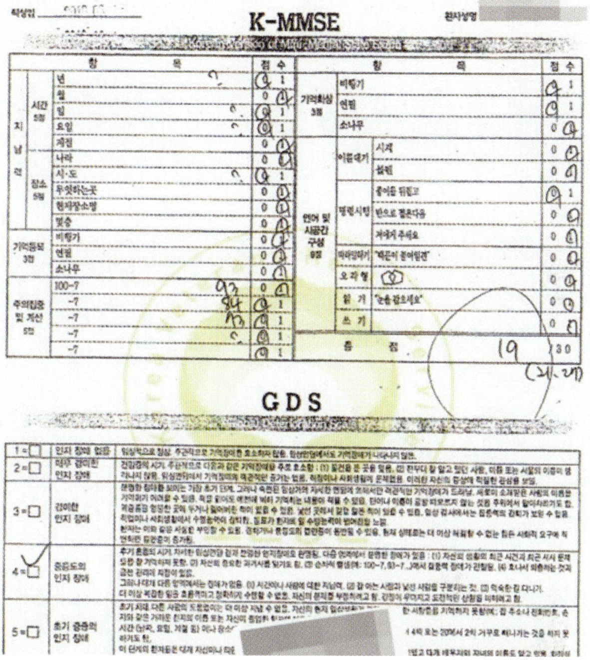

K-MMSE

항목			점수	항목		점수
지남력	시간 5점	년	0 1	기억회상 3점	비행기	0 1
		월	0 1		연필	0 1
		일	0 1		소나무	0 1
		요일	0 1	언어 및 시공간 구성 9점	이름대기 / 시계	0 1
		계절	0 1		이름대기 / 볼펜	0 1
	장소 5점	나라	0 1		명령시행 / 종이를 뒤집고	0 1
		시·도	0 1		명령시행 / 반으로 접은다음	0 1
		무엇하는곳	0 1		명령시행 / 저에게 주세요	0 1
		현재장소명	0 1		따라말하기 / "백문이 불여일견"	0 1
		몇층	0 1		오각형	0 1
기억등록 3점		비행기	0 1		읽기 / "눈을 감으세요"	0 1
		연필	0 1		쓰기	0 1
		소나무	0 1	총점		19 / 30
주의집중 및 계산 5점		100-7	0 1			
		-7	0 1			
		-7	0 1			
		-7	0 1			
		-7	0 1			

GDS

1=☐	인지 장애 없음	임상적으로 정상. 주관적으로 기억장애를 호소하지 않음. 임상면담에서도 기억장애가 나타나지 않음.
2=☐	매우 경미한 인지 장애	건망증의 시기. 주관적으로 다음과 같은 기억장애를 주로 호소함: (1) 물건을 둔 곳을 잊음, (2) 전부터 잘 알고 있던 사람, 이름 또는 사물의 이름이 생각나지 않음. 임상면담에서 기억장애의 객관적인 증거는 없음. 직장이나 사회생활에 문제없음. 이러한 자신의 증상에 적절한 관심을 보임.
3=☐	경미한 인지 장애	분명한 장애를 보이는 가장 초기 단계. …
4=☑	중등도의 인지 장애	후기 혼돈의 시기. 자세한 임상면담 결과 분명한 인지장애 … (1) 자신의 생활의 최근 사건과 최근 시사 문제들을 잘 기억하지 못함, (2) 자신의 중요한 과거사를 잊기도 함, (3) 순차적 빼기(예: 100-7, 93-7…)에서 집중력 장애가 관찰됨, (4) 혼자서 외출하는 것과 금전 관리에 지장이 있음. 그러나 대개 다른 영역에서는 장애가 없음: (1) 시간이나 사람에 대한 지남력, (2) 잘 아는 사람과 낯선 사람을 구분하는 것, (3) 익숙한 길 다니기. 더 이상 복잡한 일을 효율적이고 정확하게 수행할 수 없음. 자신의 문제를 부정하려고 함. 감정이 무뎌지고 도전적인 상황을 피하려고 함.
5=☐	초기 중증의 인지 장애	초기 치매. 다른 사람의 도움없이는 더 이상 지낼 수 없음. …

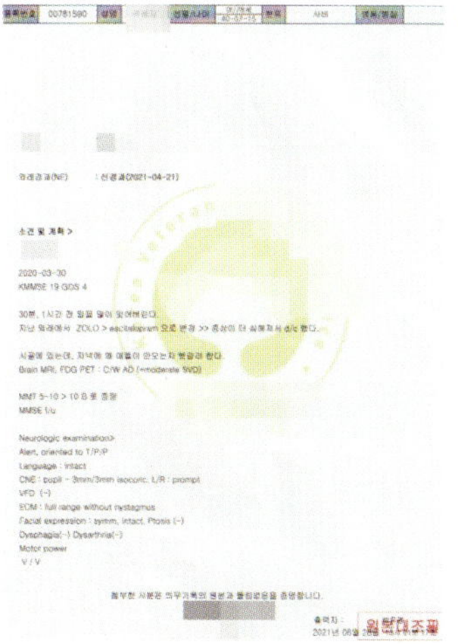

외래경과(NE) : 신경과(2021-04-21)

소견 및 계획 >

2020-03-30
KMMSE 19 GDS 4

30분, 1시간 전 일을 많이 잊어버린다.
지난 외래에서 ZOLO > escitalopram 으로 변경 >> 증상이 더 심해져서 d/c 했다.

시골에 있는데, 저녁에 왜 애들이 안오는지 헷갈려 한다.
Brain MRI, FDG PET : C/W AD (+moderate SVD)

MMT 5-10 > 10 으로 증량
MMSE f/u

Neurologic examination>
Alert, oriented to T/P/P
Language : intact
CNE : pupil - 3mm/3mm isocoric, L/R : prompt
VFD (-)
EOM : full range without nystagmus
Facial expression : symm, intact, Ptosis (-)
Dysphagia(-) Dysarthria(-)
Motor power
V / V

첨부한 사본은 의무기록의 원본과 틀림없음을 증명합니다.

출력자 :
2021년 06월 28일

원본대조필

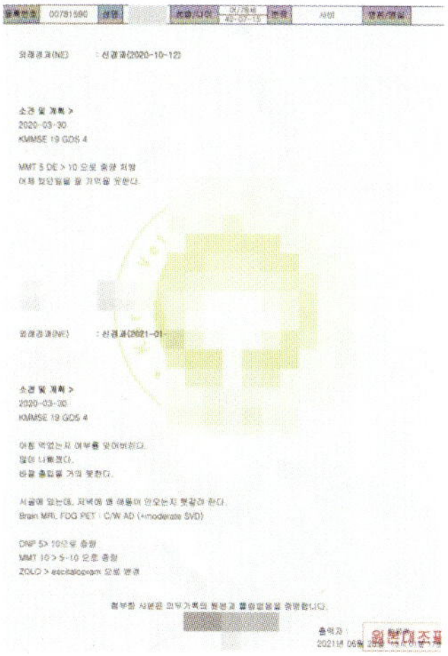

외래경과(NE) : 신경과(2020-10-12)

소견 및 계획 >
2020-03-30
KMMSE 19 GDS 4

MMT 5 DE > 10 으로 증량 처방
어제 있던일을 잘 기억을 못한다.

외래경과(NE) : 신경과(2021-01-

소견 및 계획 >
2020-03-30
KMMSE 19 GDS 4

아침 먹었는지 여부를 잊어버렸다.
말이 나빠졌다.
바깥 출입을 거의 못한다.

시골에 있는데, 저녁에 왜 애들이 안오는지 헷갈려 한다.
Brain MRI, FDG PET : C/W AD (+moderate SVD)

DNP 5> 10으로 증량
MMT 10 > 5-10 으로 증량
ZOLO > escitalopram 으로 변경

첨부한 사본은 의무기록의 원본과 틀림없음을 증명합니다.

출력자 :
2021년 06월 28일

원본대조필

편도 암 수술 때문에 쌓인진 쓰레기가 림프를 막아 황반의 어둠으로 왔다면 수술자국의 림프소통이 시작되면서 망막의 어둠은 없어지기 시작한다. 치료의 방향전환이다.

김희태 – 황반변성

치유 또는 에너지성형의 프로그램은 10회 방문해야 한다. 지방에서 농사짓는 분이 열 번을 방문하기가 쉽지 않다. 그래서 5회를 방문프로그램을 짜고 두 번째 방문을 수술방으로 들어가게 된 환자 이야기다. 환자에 대한 정보가 기본 피검사 병원의 진단기록이 전부라서 스토리는 수술방에서 하게 되었다.

황반변성 진단은 언제 받으셨어요?
지금은 어떠신 상황이셔요?
특별히 불편하신 곳은 어디?

당뇨 35년 차로 당뇨약을 꾸준히 복용하면서 당뇨합병증이 온 걸로 생각했는데 갑자기 한쪽만 어둡다고 한다. 편도 수술한 10cm 이상의 흉터가 오른쪽 목 부분에 있고 오른쪽 입술 라인의 방향과 눈의 부종 등이 체크되었다. 눈의 망막 문제는 대부분 뒷목 부분에서 영양공급이나 통로가 막혀서 병이 생기는 걸로 생각하는 게 상식이다. 앞의 목 부분의 상처? 혹 이 상처가 원인이 되었다면 이런 경우는 처음이라 회복세포의 주입부위를 최소화하는 프로그램으로 치료 플래닝을 하고 상처 부위부터 치료를 시작했다.

인체의 신비는 참 놀랍다.
목의 흉터가 풀어지며 입술의 비대칭이 좋아지는 것이 보이는 것이었다. 오른쪽을 집중해서 회복세포를 주입하고 왼쪽은 흔히 이야기하는 혈점 주위에 회복세포를 주입하고 시간은 아주 짧았으나 임팩트 있는 수술이었을 거라 결과를 기대하며 환자의 반응을 유심히 지켜보게 되었다.

수술은 한 번뿐 일 것이고 사람마다 이렇게 다른데 동일한 약으로 치료하는 것은 참 대단한 일이 아닐 수 없다. 이 환자는 시골에 살고 농사를 짓고 있지만, 당뇨의 합병증도 아니고 노화도 아니고 기력이 쇠해서 오는 것도 아니었다.

10년 전에 수술한 부위가 막혀서 림프가 막힌 채로 림프 배농이 안된 부분이 눈의 망막스크린이었던 경우인지 당뇨약의 합병증으로 인하면 대부분 양쪽이 와야 했을 것인데 얼굴의 비대칭과 함께 한쪽 얼굴의 위축도 와 있었다. 수술이란 방법이 피부를 절개하게 되는데 절개 당한 피부의 보복은 겉으로 보이는 흉에서 멈추지 않고 10년간의 쓰레기가 쌓여 그 안의 조직들을 푹푹 썩게 하고 있지 않았을까. 회복세포가 림프복원을 시작 하자마자 바로 하수구가 배출되듯이 림프가 열리는 모습을 목격했다. 어쩌면 림프의 복원이 이렇게 빠르다면 질병의 치료의 속도가 눈부시게 빨라질 것이다. 이 환자의 경우 관리가 아주 잘 되어있어서 속도가 빠르다고 하지만 다른 환자의 경우가 갑자기 궁금해지는 호기심이 가동되기 시작했다. 우리가 알고 있는 의학지식이 우리 수술방에서 목격되고 있는 기본상식을 가려워 놓았다는 생각이 든다.

현대과학의 시작인 뉴턴의 사고방식은 반쪽의 과학이다. 사과가 떨어지는 중력의 법칙만 보고 나무가 싹을 틔우고 땅을 뚫고 중력을 거슬러 올라오는 힘은 보지 못한 것이다. 반쪽의 과학을 이야기하고 보는 것만을 보는 사고 구조의 틀 속에 갇힌 최고의 희생이 의학이다. 우리가 보는 것을 이야기하고 논문적

근거만을 대라고 하고 검사결과를 논한다.

의학은 유전자를 이야기한다. DNA는 펩타이드로 이루어져있고 펩타이드 단백질은 원자와 전자로 이루어져 있으며 원자와 전자의 거리는 공간구조라고 말할 정도로 거리가 멀다. 또한, 원자핵에서 일어나는 중성자의 파동을 이야기 하지 않는다. 우리는 이러한 파동의 프로그램을 이야기하는 의학도 있고 프로그램을 논하는 의학도 있다. 절대로 실험실의 데이터나 논문으로 짜집기가 될 수 없는 부분이다.

인간의 사유에서 나오는 초미립자의 세계다. 피검사에서 나오는 데이터가 그의 건강을 다 이야기한다고 볼 수 없고 약이 모든 병을 치료한다고 보지 않는다. 신경성으로 넘겨지는 대부분의 병과 난치라고 찾혀버리는 부분의 희생을 감수해야 하지 않는가. 하지만 역으로 전하와 전자와 자기장의 영역으로 들어가 와이어리스 홀로그램으로 구성된 신경계의 복원 솔루션을 가지고 접근할 수 있어야 한다. 병의 진행속도보다 복원속도가 빠르다면 우리 스스로 치료가 될 수 있다.

난치의 영역은 우리 스스로 정해놓은 것이다. 사람을 쪼개진 영역으로 들어가기 시작하면 전체의 숲을 보듯 사람의 치유영역으로 단순하게 보는 시각으로 이끌어 내지 못한다. 단순논리로 숲을 보듯 인체를 보면 그렇게 간단할 수가 없다. 아픈 곳을 보고 분석하기 시작하면 절대로 아픈 영역에 머물러서 빠져 나올 리 없다. 그야말로 난치다. 수술 때문에 제 기능을 못하던 피부의 림프의 길이 뚫리며 망막에 고여 있던 쓰레기가 배출 된다? 사실은 흉터에 회복세포를 넣고 에너지를 높이는데 약간의 위축되었던 입술과 뺨이 펼쳐지는 것을 본다?

설마, 설마.

우리의 인체는 어디까지일까. 그 경이로움은 끝이 없다. 눈을 뜨고 어둠이 없어졌다는 말을 듣고 더욱 황당하다. 나머지 가려진 느낌은 언제 없어지냐는 환자의 말은 우리로서는 해석할 부분이 아닌 거 같다.

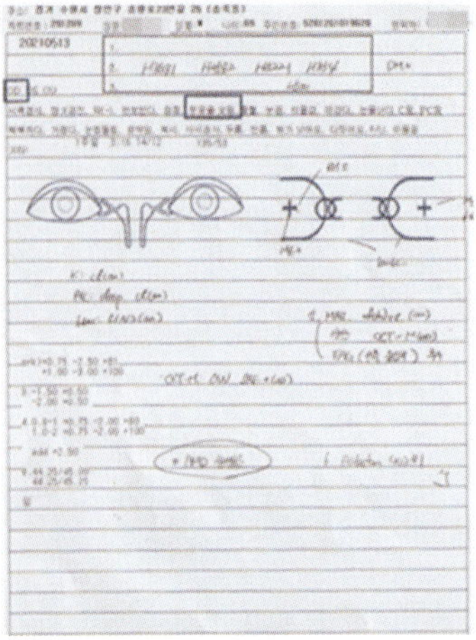

20210513

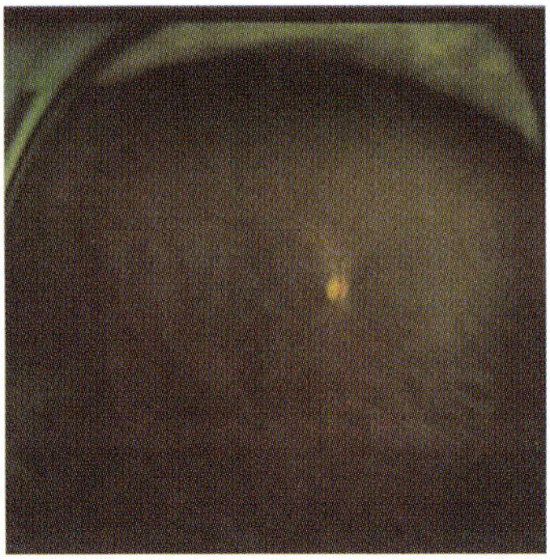

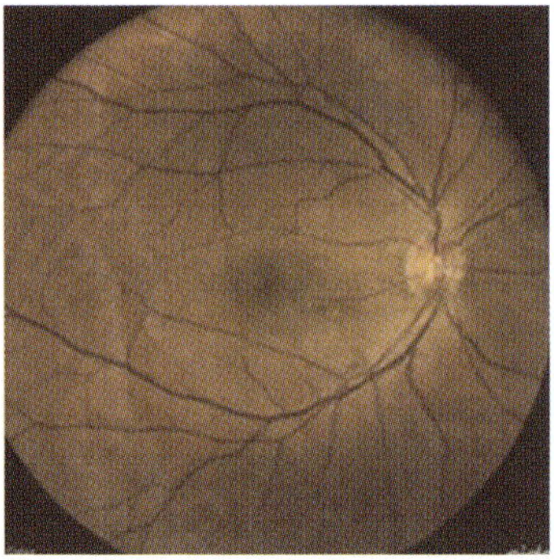

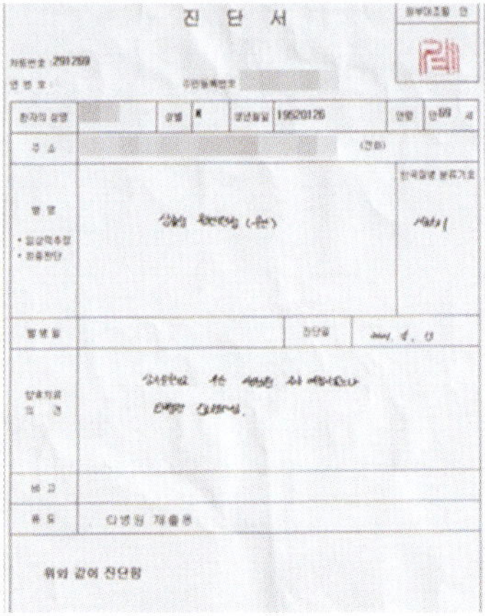

진 단 서

19520126

다병원 제출용

위와 같이 진단함

07 남자환자 이야기

족저근막염을 치료하는 기간에 몸의 혹도 없애고 머리도 백발에서 회색으로 바뀌었다.

남우진

당뇨보다 무서운 것은 새집증후군의 독일 수도 있다.

허태수

우리몸에 좋은 것을 너무 많이 넣어도 우리 몸은 독으로 인식할 수 있다.

심사장과 전무

족저근막염을 치료하는 기간에 몸의 혹도 없애고 머리도 백발에서 회색으로 바뀌었다.

남우진 - 족저근막염

환자는 골프를 좋아하는데 골프 치기가 무척 부담스럽단다. 불편한 부위가 발뒤꿈치 근처에 1*3cm이며 온몸의 신경이 곤두서고 있다. 치료를 위해 여러 병원에 다녀보았으나 그 병원들 모두 치료 안 되니 그냥 잘 달래서 살란다. 에너지를 넣어주는 치료부터 참 많은 치료를 해 보았지만 오히려 점점 더 나빠지고 있는데 마지막으로 줄기세포로 치료해 보려 한다.

종합병원의 치료도구들로도 나름 유명한 의사들에게서 해결을 못하고 쫓겨나는 처지에 우리의 치료를 마지막이라고까지 표현한 환자에게 아주 천천히 조심스럽게 접근하기 시작했다. 그런데 에너지치료 시작 후에 쇄골안쪽에서 5cm의 덩어리가 딱딱하게 만져지는 것이다.
환자에게 조직검사를 해 볼 것을 강력히 권하였다. 환자는 더 이상 삶의 의미를 못 찾으니 굳이 알아보지 않겠단다.

어찌할 바를 모르겠고 가슴이 울컥울컥하는데 어떻게도 설득이 되지 않는다. 이 상황에서 더 이상의 독이 몸으로 들어가게 할 수 없다. 특히 염색을 안 하기로 하는 것과 해독스파 등 생활습관을 교정을 해야 했다. 일주일에 두 번의 치료플랜으로 먼저 피부 밑의 림프의 에너지를 높여 치료를 시작하는 책임소재 없는 협상 아닌 협상으로 대화를 마치고 눈물의 치료를 하기 시작했다.

그 후 환자는 흰머리가 회색의 배컴 머리가 되도록 열심히 다녔고 인터뷰도 해주시고 발바닥을 치료하며 보너스로 얼굴과 뒷목의 피부의 림프의 에너지 치료를 하게 되었다. 우연이 아닌 그와 거의 같은 시기에 이하선염의 암을 진단받은 환자가 있었다.

5*4 거의 같은 사이즈다. 이 환자는 에너지성형으로 한 페이퍼에 이른 원하는 부분 부분을 치료받은 환자로 에너지성형후에 에너지가 넘쳐서 암의 극복에 도움이 되었는지 결과가 아주 좋았다. 진단도 철저히 그리고 철저한 계획 하에 대학에서 항암제로 암의 사이즈를 줄이고 수술을 진행했다.

그 후에 항암치료와 방사선치료가 필요 없었다고 치료가 끝난 후 병원을 방문했다. 환자의 섭섭함이나 오해를 풀고 잘 치료할 수 있도록 적극적으로 의논해주는 것이 많은 도움이 되었던 것 같다.

어떤 의사도 줄기세포 에너지성형 후에 한 달에서 삼 개월 사이에 암세포를 만들어낼 수는 없다. 단, 잠재되어있던 암세포의 발현속도가 빨라져 드러날 수는 있다. 이러한 상식을 논하기에 죽음의 사투를 하고 나온 환자에게는 아주 조심스러운 해명이 어필되어야했다. 같은 기간에 5*4cm의 암을 앓는 두 환자의 케이스가 있다니 학계에 케이스 레포트 감이다. 한 경우는 에너지성형 후에 진단받은 암 제거 수술을 하였고 또 다른 케이스는 암(?)발견 후에 에너지성형을 하기 시작하고 3개월이 지났을 때 그들의 결과는 둘 다 상상 이상으로 좋았다. 대학을 선택한 환자도 완벽한 회복을 진단받았고 더 이상의 치료를 거부한 환자는 염색을 그만두고 회색의 멋진 노신사가 되었다. 쇄골 밑의 딱딱한 덩어리는 거의 만져지지 않는다. 암인지 여부를 알 수 없다. 단 그 부위주위가 생체신호전달이 안 되고 불편함이 시작될 즈음 염색을 그만두고 에너지치료가 시작된 것이다. 한 케이스에서 에너지성형 한 것이 수술을 잘 받아 몸의 에너지가 높아진 것이 암을 이겨내는데 일조한 것은 사실이고 또 한 케이스에서 에너지치료가 덩어리가 스스로 없어질 수 있도록 피부밑의 림프조직을 건강하게 도움을 준 것은 사실이다. 이제 보너스로 치료받은 이야기는 그만하고 족저 근막염 이야기로 가볼까 한다. 우리 몸의 모든 세포는 생체신호전달이 되는 전기의 신호가 있어야 하는데 이 신호가 무슨 이유에서인지 약해지면 세포는 그 기능을 아주 천천히 상실하기 시작한다. 사실 족저 근막염이 아닌 발에 혈액공급도 안 되고 생체신호전달기능이 마비된 조직 덩어리가 주위의 세포들을 불편하게 하고 있다는 표현이 정확하다. 아직 염증을 유발하기 전 단계이므로 족저근막염의 단계는 아니고 주위조직들이 마냥 불편한 것이다. 이러한 진단은 잊지도 아니하고 의사들은 염증약을 주기도 뭐하니 그냥 잘 달래가며 살라고 할 수 밖에 없다.

환자의 상태가 좋아지기 시작한 기준은 쇄골안쪽의 딱딱하던 덩어리가 좀 부드러워지며 두피의 이상증세가 좋아지기 시작하면서 환자의 상태가 안심할 정도가 되었을 즈음이다. 처음 방문했을 때 치료하기로 한 족저근막염을 치료하러 수술방으로 안내하게 되었다. 우리가 만져보고 진단하는데 한계가 있는 게 수술방에 들어와서 수면마취 상태의 환자에게 회복세포를 주사해보면 상태의 심각성이 확연하게 드러나는 경우가 대부분이다.

역시나 예외는 없다. 치료계획을 수정하고 환자의 서혜부의 동맥으로 직접 회복세포를 주입하고 에너지를 높인 상태에서 족저근막염의 발꿈치부위에 에너지의 장을 걸었다. 만져지던 부위 안쪽으로 깊이가 있게 딱딱하다.

혈관이 생겨날 수 있을까. 줄기세포는 에너지가 없으면 일을 못하는데 줄기세포와 에너지성형 두 가지의 신무기로도 의사의 마음은 떨리기만 한다.

최선의 치료! 혈관 만들어지는데 시간이 걸리면 그것도 바람직하지 못하다. 환자는 일주일간 매일 다녀야 했고 딱딱하게 생명력 없이 굳어진 부위가 주위조직을 염증으로 몰아가기 전에 혈관이 생겼는지 부드러워지기 시작했다. 환자의 반응은 여러 가지다.

골프를 쳐 보아야 알겠다. 지금 좋아지긴 한 것 같은데 아직 운동화를 신고 다닌다. 그 많은 핑계가 그 발바닥 뒤꿈치만 망가져 있길 다행이다.

80%가 좋아졌단다. 그것도 다른 어떤 병원도 해내지 못한 기적이라 생각하는데 의사와 환자의 생각은 참 다르다. 쇄골 밑의 눈물의 보너스 치료는 배컴머리의 회색머리에 가려져 있다.

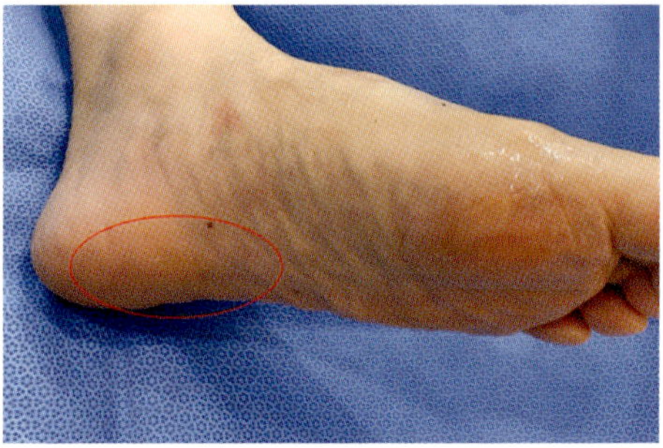

당뇨보다 무서운 것은 새집증후군의 독일 수도 있다.

허태수 - 새집 증후군 중독

당뇨 환자다.

환자의 현대의학의 이야기 경험담을 들으며 항상 느끼듯이 환자들은 의사보다 훨씬 많은 것을 경험하고 알고 있다는 사실을 또 한 번 절실하게 느끼게 해 준 환자였다. 당뇨약이 들어가면 내 몸의 췌장이 일을 안 하기 때문에 당뇨약을 안 먹는단다.

당뇨 때문에 건강이 나빠지는 것보다 당뇨약의 합병증으로 콩팥 투석을 할까 보아서 절대 당뇨약을 먹을 수 없다고 한다. 그런 이론을 펼치기에는 실행해야 하는 부분들이 많다. 아주 잘하고 본받을 부분중에 최고는 음식물의 선택이다. 인간관계가 좋고 술을 드셔야하 기에 맛집 투어가 거의 경지에 올라 있었다. 우리 클리닉으로 배달되었던 삼계탕 항생제를 없이 키운 토종닭의 깊은 맛에 식구들 모두 감동했던 걸 기억한다. 구석구석의 맛집 이야기가 끝이 없고 가끔 식당의 음식을 함께 할 때마다 그 깊은 맛에 놀라곤 했다.

그의 체험은 사랑하는 부친의 암 투병에서 시작되었다.

아버님의 암 진단 후에 그 많은 항암제 약을 버리고 지리산 숲 속으로 들어가서 황토에 숲 속의 물과 함께 생활하고 완치를 해 드렸단다.

인명은 재천인지 다 나아서 산행하시다 추락사로 돌아가신 사건을 이야기했다. 80대의 암을 어쨌든 완벽히 약 한번 드시지 않고 고쳐낸 경험담이다.

첫 번째 방문과 두 번째 방문의 치료 후에 수술방에서 치료하기 전에 그의 욕심과 고백이 쏟아지기 시작했다. 얼굴의 어디 부위 그리고 회춘 등등 병원의 큰 오라버니같이 자상한 마음을 쏟아내는 그의 머리에는 병원의 치유프로그램 설계구도가 다 나와 있는 듯하다. 그런데 뭔가 안색이 어두워져 방문한다.
환자가 술을 많이 드시는 것 때문에 간이 회복되는 명현 반응으로 보고 케어하기 시작했다.

수술방으로 한 번 더~
병원에서 치료 후에 머리의 색깔도 검어져 보일 정도로 환자의 상태는 병원치료 후가 돋보이게 좋았다. 환자의 식습관, 술을 매일 드셔야 하는 상태를 모르는 것도 아니나 반복되면서 안색이 안 좋아져서 병원을 방문한다. 인테리어를 하고 들어간 새집의 문제가 드러났다. 아주 마른 체구에 예민한 사람들은 경우에는 새집증후군에 몸의 노출부위가 경피독 이상의 프로그램이 오류가 날 지경으로 피해가 심하다. 인테리어 공사장에서 살고 있는 사람들은 아무 영향이 없다고 하며 황토 본드를 사용하였고 최고의 친환경페인트를 썼고 등등 말을 한다.
하지만 새집증후군을 느끼고 못 느끼고의 차이가 사람마다 다를 뿐이지 새집증후군의 영향에서 벗어날 수는 없다.

바닥제는 본드로 붙이고 벽에 붙은 가구 대부분은 본드와 나무조각의 연합인데 조금의 온도가 올라가도 무사할 리가 없다. 뿜어대는 본드 안으로 들어가서 잠을 자는 것이다. 멋지게 연출한 인테리어나 새집의 특징이다. 치료받고 있는 환자 중에 당뇨 등 안 아픈 데를 찾아볼 수 없었던 환자가 있었다.

이 환자에게서 과거력을 스크린하다가 '3년 전에 집을 지었잖아요' 하는 환자가 떠올랐다. 그 후 부모님의 간병이 이어지고 그녀는 병의 진짜 원인을 눈치채지 못했다. 새집증후군의 위험을…. 또 요즈음의 젊은이들이 특히 새집증후군에 노출되었을 때 견디지 못하는 정도가 더 심각한데 그 이유 역시 에너지 없이 자라온 환경 탓이라 해석해본다.

항상 이야기하듯 플라스틱 젖병에 담긴 우유를 먹고 팸퍼스 기저귀를 차고 계면활성제의 샴푸로 씻어대는 우리의 아이들에게 독이란 환경은 취약지대로 나타난다. 그들이 취직한 곳이 새로운 환경이라면 계속 다니기가 힘이 들어 하는데 이러한 이유를 생각해보지 않고 아이들의 의지만 탓한다.

최근 대기업총수가 90이 넘어서 새집을 인테리어 해놓고 들어가서 얼마 지나지 않아 돌아가셨다. 90이란 나이에 본드 소굴을 견뎌내기가 힘이 드셨던 것 같다. 이사 가서 터가 안 좋다는 이야기의 베일이 한 꺼풀 벗겨진다. 남자환자에게 이런 이야기를 한들 그에게는 아무 관련이 없이 들린다. 친구와 함께 다녔기에 병원의 방지는 완벽했다. 친구는 또 에너지가 높은 분이라 그런지 세포치료 에너지성형의 결과가 남다르게 좋았다.

환자에게 이야기한다.
환기를 중점적으로 하시고 잠은 다른 데서 주무시고 주방의 히터를 틀었을 때는 주방 근처도 가지 마시고 등등. 하지만 이런 이야기는 그에게 마이동풍이다.

3개월 후에 만나기로 했다. 병원의 당뇨치료 시작은 오래되었다.
새집증후군을 이겨내고 다시 만날 때 보여줄 데이터를 점검해 보았다. 지루성

피부염으로 스테로이드를 10년간 사용 후에 그 후유증으로 당화혈색소가 10이 넘어서 방문했던 30대 초반의 환자에게서 시간이 지난 후에 지금 당화혈색소는 6.3이란다. 신장이식을 하기 전에 방문했던 환자의 당화혈색소는 8.5에서 정상이 되는데 두 달이 안 걸렸다. 이 모든 것보다 무서운 것은 새집 증후군이었다.

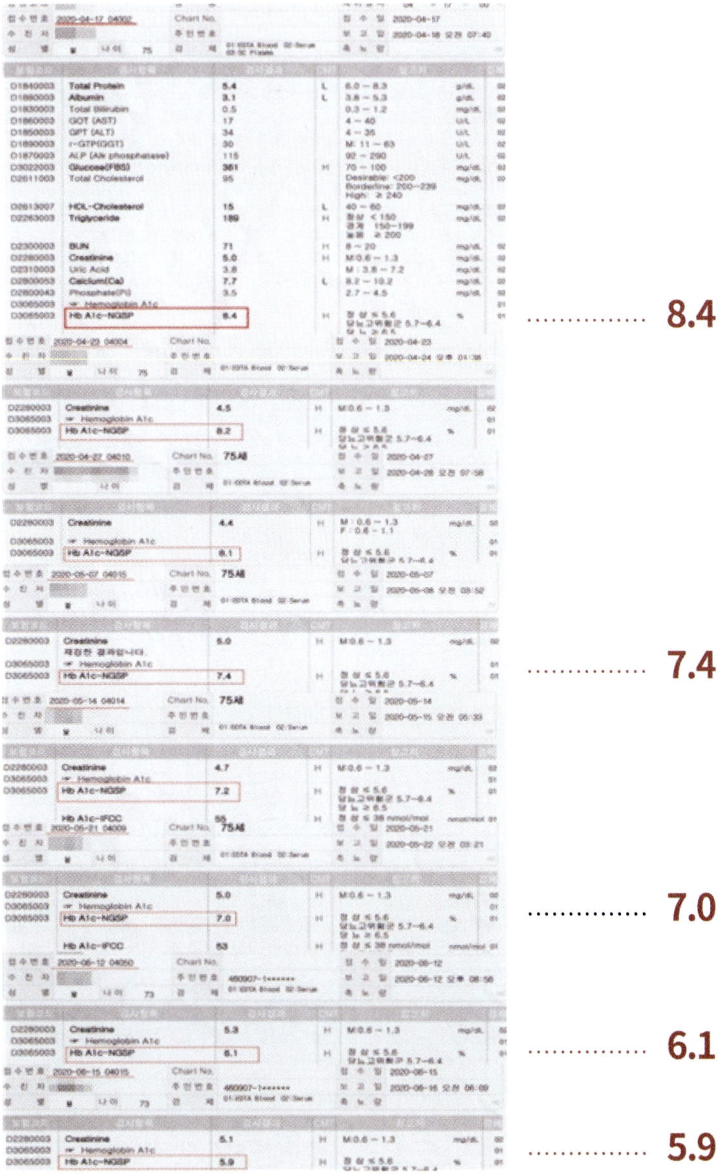

접수번호 2020-04-17 04002 Chart No. 접수일 2020-04-17
수진자 [redacted] 주민번호 보고일 2020-04-18 오전 07:40
성별 남 나이 75 검체 01:EDTA Blood 02:Serum 03:SC Plasma

D1840003	Total Protein	5.4	L	6.0 ~ 8.3	g/dL
D1880003	Albumin	3.1	L	3.8 ~ 5.3	g/dL
D1830003	Total Bilirubin	0.5		0.3 ~ 1.2	mg/dL
D1860003	GOT (AST)	17		4 ~ 40	U/L
D1850003	GPT (ALT)	34		4 ~ 35	U/L
D1890003	r-GTP(GGT)	30		M: 11 ~ 63	U/L
D1870003	ALP (Alk phosphatase)	115		92 ~ 290	U/L
D3022003	Glucose(FBS)	381	H	70 ~ 100	mg/dL
D2611003	Total Cholesterol	95		Desirable: <200 Borderline: 200~239 High: ≥ 240	mg/dL
D2613007	HDL-Cholesterol	15	L	40 ~ 60	mg/dL
D2263003	Triglyceride	189	H	정상 < 150 경계 150~199 높음 ≥ 200	mg/dL
D2300003	BUN	71	H	8 ~ 20	mg/dL
D2280003	Creatinine	5.0	H	M:0.6 ~ 1.3	mg/dL
D2310003	Uric Acid	3.8		M : 3.5 ~ 7.2	mg/dL
D2800053	Calcium(Ca)	7.7	L	8.2 ~ 10.2	mg/dL
D2800043	Phosphate(Pi)	3.5		2.7 ~ 4.5	mg/dL
D3065003	☞ Hemoglobin A1c				
D3065003	Hb A1c-NGSP	8.4	H	정상 ≤ 5.6 당뇨고위험군 5.7~6.4 당뇨 ≥ 6.5	%

접수번호 2020-04-23 04004 접수일 2020-04-23 보고일 2020-04-24

D2280003	Creatinine	4.5	H	M:0.6 ~ 1.3	mg/dL
D3065003	☞ Hemoglobin A1c				
D3065003	Hb A1c-NGSP	8.2	H	정상 ≤ 5.6 당뇨고위험군 5.7~6.4	%

접수번호 2020-04-27 04010 Chart No. 75세 접수일 2020-04-27 보고일 2020-04-28 오전 07:58

D2280003	Creatinine	4.4	H	M : 0.6 ~ 1.3 F : 0.6 ~ 1.1	mg/dL
D3065003	☞ Hemoglobin A1c				
D3065003	Hb A1c-NGSP	8.1	H	정상 ≤ 5.6 당뇨고위험군 5.7~6.4	%

접수번호 2020-05-07 04015 Chart No. 75세 접수일 2020-05-07 보고일 2020-05-08 오전 03:52

D2280003	Creatinine 재검한 결과입니다.	5.0	H	M:0.6 ~ 1.3	mg/dL
D3065003	☞ Hemoglobin A1c				
D3065003	Hb A1c-NGSP	7.4	H	정상 ≤ 5.6 당뇨고위험군 5.7~6.4	%

접수번호 2020-05-14 04014 Chart No. 75세 접수일 2020-05-14 보고일 2020-05-15 오전 05:33

D2280003	Creatinine	4.7	H	M:0.6 ~ 1.3	mg/dL
D3065003	☞ Hemoglobin A1c				
D3065003	Hb A1c-NGSP	7.2	H	정상 ≤ 5.6 당뇨고위험군 5.7~6.4 당뇨 ≥ 6.5	%
	Hb A1c-IFCC	55	H	정상 ≤ 38 nmol/mol	nmol/mol

접수번호 2020-05-21 04009 Chart No. 75세 접수일 2020-05-21 보고일 2020-05-22 오전 03:21

D2280003	Creatinine	5.0	H	M:0.6 ~ 1.3	mg/dL
D3065003	☞ Hemoglobin A1c				
D3065003	Hb A1c-NGSP	7.0	H	정상 ≤ 5.6 당뇨고위험군 5.7~6.4 당뇨 ≥ 6.5	%
	Hb A1c-IFCC	53	H	정상 ≤ 38 nmol/mol	nmol/mol

접수번호 2020-06-12 04050 Chart No. 접수일 2020-06-12 보고일 2020-06-12 오후 08:58

D2280003	Creatinine	5.3	H	M:0.6 ~ 1.3	mg/dL
D3065003	☞ Hemoglobin A1c				
D3065003	Hb A1c-NGSP	6.1	H	정상 ≤ 5.6 당뇨고위험군 5.7~6.4	%

접수번호 2020-06-15 04015 Chart No. 접수일 2020-06-15 보고일 2020-06-16 오전 06:09

D2280003	Creatinine	5.1	H	M:0.6 ~ 1.3	mg/dL
D3065003	☞ Hemoglobin A1c				
D3065003	Hb A1c-NGSP	5.9	H	정상 ≤ 5.6	%

당뇨환자에게서 당화혈 색소수치를 내리기는 비교적 쉬운 일이다.

우리 몸에 좋은 것을 너무 많이 넣어도 우리 몸은 독으로 인식할 수 있다.

심 사장과 전무

세상에는 착하게 살아온 사람들이 많이 있겠으나 그들의 삶이 감동을 넘어 삶의 열매로 맺혀지는 경우가 있다.

이 두 분의 경우가 그렇다. 의사는 한 사람 한 사람 만나서 치료해 줄 수 있는 한계치를 가지고 있다. 이 두 분은 의료기를 만들어 판매를 하는데 500군데의 글로벌하게 매장을 가지고 많은 사람이 이 분들이 만든 의료기로 치료를 받고 있단다.

이분들의 표현이 아주 인상적이다.
의료기를 운영하는 이들이 흑수저가 금수저가 되고 호텔을 사들이고 그들의 로망은 병원을 하는 것이라고 한다. 의사로서 호텔 인수를 하긴 커녕 운영하기도 힘이 드는데…. 그런데 이분들이 치료받기로 예약이 되었다. 그분들이 직접 제작한 따뜻한 침대에서 잠을 자고 나면 세라믹에서 나오는 에너지가 몸을 치료하는 것 같으나 이분들은 과로에 몹시도 지쳐 있었다.

하루가 끝나면 특별 제작한 침대로 향한다…. 그런데 사장님도 전무님도 머리가 맑지 않다. 생각의 과부하를 순환시킬 통로를 열어놓지 않고 그들의 에너지를 채워 넣었을 때 어떤 결과가 나오는지 차트를 들고 문진에 들어갔다. 교통사고 후유증으로 에너지의 장이 깨지고 몸의 밸런스가 깨져 있었다. 인간적인 한계를 넘어버린 과로, 과부하. 참 잘 견디고 계셨구나~.

그런데 첫 번째 에너지치료를 받고 두 분에게서 기적이 일어났다. 똑같이 아침에 남성성의 회복에 놀라며 두 분에게는 우리 병원이 마치 비뇨기과의 특화된 병원이 되어버렸다. 우리 몸의 회복세포는 가장 먼저 찾아가 일을 시작하는 곳이 성세포이거나 뇌세포이다. 그러한 일은 우리 환자들에게서 흔하게 일어나는 일이지만 두 분에게 동시에 일어나니 병원을 기이하게 생각할 만하다. 이분들의 치료가 몸속의 에너지를 높이고 있었구나!

그럼에도 에너지의 순환 통로를 열어 주어야만 하는 의사의 손길이 필요함을 또 알게 되고 참 임상이란 영역은 끝이 없다. 두 번째 방문 후에 온몸의 두드러기가 나타났다. 에너지 과부하에 불을 지핀 건가? 빠른 변화에 브레이크를 걸어야 되나? 생각이 많아지기 시작했다. 독이 드러나 몸의 색이 지저분하기 이를 데 없다. 순환의 문제를 다시 생각한다.

어렸을 때 할머니가 손주에게 먹인 녹용 때문에 나중에 성인이 되어 무정자증인 경우가 많다는 알려진 사실을 예로 들어야 하나 이런 에너지 과부하의 예문이 적절하게 떠오르지 않았지만 설명을 해주어야 했다.

비유를 들기도 어렵고 항상 하던 말을 할 수밖에 없다.

"우리 몸이 엑기스 등의 음식을 많이 먹는 사람들은 장 기능이 아주 안 좋습니다. 소화된 음식이 들어오면 우리의 장은 일을 안 합니다. 예를 들어 콩팥의 기능을 투석으로 대신하면 콩팥은 급속히 말라 간답니다. 이렇게 우리 몸의 할 역할을 남겨놓으심이 좋습니다. 적당한 에너지가 들어가야지 저녁에 온돌도 아니고 에너지의 바다에서 주무시는 생활권이 되시면 우리 몸은 에너지 과부하가 되어 천천히 힘들다는 표시를 냅니다."

이제 세 번째 방문, 사장님부터 순환의 통로를 열고자 수술 방으로 안내 후 수술 전 인터뷰에 들어갔다.

교통사고 후유증과 과로와 과부하.
뇌부터 치료해야지~.
정확히 두피와 목까지.
회사가 에너지 과부하에서 양자도약으로 비상하리라 믿는다.
모든 결정권자가 에너지성형으로 퀀텀 점프를 하고 계시니!

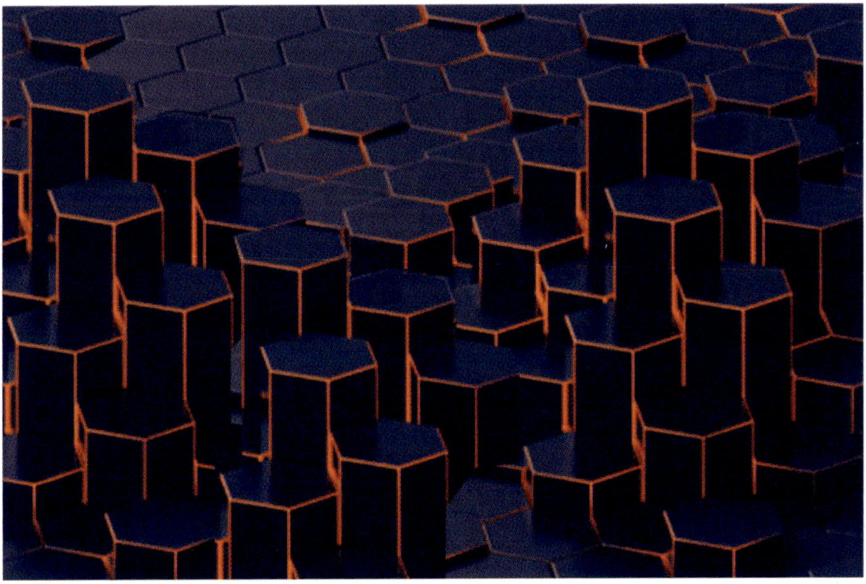

08 줄기세포 이야기

본인의 줄기세포 기형아가 내 몸속에 들어가서 10년이된 이야기다.

이준길

줄기세포도 짝퉁이 있다면 그 결과는 독으로 작용할 것이다.

김혜지

사슴 양 등등의 줄기세포가 화장품으로 만들어졌어도 에너지가 세서 반드시 몸에 영향을 미친다.

이선화

본인의 줄기세포 기형아가 내 몸속에 들어가서 10년이된 이야기.

이준길 - 증식한 줄기세포

TV에서 보던 이가 병원에 치료받으러 왔다.
연예계의 원로다. 아픈데도 없고 365일 술을 마신단다. 나이에 비해 훨씬 젊어 보이나 70대 후반의 당당함이 없어 보인다. 대화 중에 인상적인 이야기가 들려왔다. 이 나이에 드라마를 하는 것이 불가능한 이유는 대사를 외울 에너지가 없어서란다. 기억이 불가능하다고 한다. 현역으로 활동하는 사람은 한 두 사람의 이름이 나왔다.

본인의 이야기를 하는데 똑같은 레퍼토리의 반복이다. 토씨 하나 틀리지 않는다. '뭐가 브로큰이네!' 를 알 수 있었는데 그 다음의 똑같은 레퍼토리로 눈앞에 있는 사람들에게 왜 그렇게 비굴할 정도로 감사하다고 하는지 이유를 알기까지 시간이 얼마 지나지 않았다. 해외에 가서 10년 전에 줄기세포를 맞은 사실을 이야기한다.

어쩌지~?

브로큰 된 줄기세포가 10년 동안 증식해서 뇌세포가 점령을 당했나?
줄기세포연구소는 대부분은 자신의 세포를 10cc 정도 빼내어서 효소처리 과정을 통해 지방과 줄기세포를 분리한다. -196도의 질소에 보관하였다가 해외에 가기 전에 3주간 배양과정을 통하여 세포의 수를 늘린다. 그 후에 공항의 x-ray를 통과한 후에 다시 해동하여 맞고 온단다.

그럼 나의 세포는 맞는데 아주 아주 조금이라도 기형아 세포가 들어가서 10년간 증식하면 그 결과는 어떨까? 사실 20여 년간 성형수술과 줄기세포치료를 병행하면서 이해 안 되는 많은 일이 있었다. 지금은 그동안의 경험치를 가지고 이야기할 수 있는 부분들이 많다. 지방과 줄기세포를 분리하는데 효소처리 하면서 '나의 유전자가 하나라도 깨지면 어쩌지?' 라는 염려는 중학교 때 배운 겸상 적혈구빈혈이 유전자 하나의 변형이라고 배운 기억이 떠올라서다.

사람의 유전자는 4진법의 염기서열이 달나라를 7번 반이나 왔다 갔다 해야 하는 길이를 가지고 있다. 우편번호부의 깨알 같은 글씨로 70권을 쌓아 올려야 하는 염기서열이란다. 그 중 하나가 바뀌어도 병이 올 수 있는데 병이 드러나는 것은 대부분은 혈관의 손상으로부터 온다. 그런데 내 몸의 세포를 실험실의 샬레에서 3주간 배양하면 온전히 나와 유전자가 똑같은지 의문이다. 왜냐하면 배양되는 세포의 복제만큼 또는 내 몸의 세포가 분화하는 걸 멈추어져 있지 않기 때문이다. 나의 얼굴의 세포는 28일이면 각질로 나오고 있고 위장 점막은 이틀이면 다른 세포이다. 생명공학을 공부해보니 머리카락은 3개월의 주기를 가지고 있는데 이러한 상식을 눈가림하면 그 세포가 들어가서 똑같이 나의 세포로 분화하는 게 아니라 최소한 나를 흉내 낸 짝퉁이라는 이야기가 맞을 것이다.

우리는 설명할 때 효소 처리할 때 하나라도 깨졌으면 기형아이고 기형아가 들어가서 수년 뒤에 몸의 브로큰을 일으킨다고 설명한다. 우리 클리닉의 프로그램이 10번 정도로 맞추어지는데 한두 번 하게 되면 본인의 문제점이 드러나게 된다. 에너지가 몸에 들어가기 시작하면서 먼저 붓기가 빠시면서 피부표면의 브라운스팟이거나 프로즌셀들이 드러난다. 물론 피검사에서 중요한 수치는 걸러진다. 예를 들면 암이 진행 중인데 줄기세포치료를 하자는 의사는 없다. 이렇게 현대의학은 수치로 명확하게 이야기하므로 의사의 방지에 이 이상 좋을 수는 없다.

준비된 환자에게 수술방에서 다시 본인의 줄기세포를 꺼내어 그대로 주입하는 치료를 했다. 배양하지 않은 줄기세포가 들어간 다음 날 그 당당함에 포스가 작렬이다. 줄기세포는 원래 에너지가 세다. 줄기세포를 맞고도 에너지 공급에 문제가 생기면 걷기를 안 한다. 줄기세포가 기형아가 되어 맞게 되면 시간이 지나면서 기형아가 드러난다. 환자의 눈 밑의 브로큰은 성형수술의 잘못이 아니라 브로큰 된 세포의 결과였는지 아닌지 알 수가 없다. 줄기세포 주입 후 눈 밑의 주름이 서서히 없어지는 걸 보았다.

꼭 고쳐주고 싶었는데 줄기세포가 먼저 일을 하는 모양이다.
줄기세포는 우리 몸의 상처의 시그널을 받고 그 곳으로 알아서 달려간다. 그리고 에너지 높은 세포답게 브로큰 된 부분을 회복하도록 분화한다. 주름이 많이 없어지는 걸 보고도 꼭 눈가와 입가의 주름을 없애는 줄기세포성형을 해 주고 싶었는데 나이가 많으셔서 쑥스러움인지 연예인 얼굴의 조심스러움인지 아니면 지금 적당한 회복에 만족하는지 더 이상의 연락이 없다. 연예인의 포스가 돋보여지는 것에 자기 관리의 철저함이 있다. 그들은 선천적으로 에너지가 높은 것이다. 당연히 똑같은 줄기세포일 수 없다. 효과가 좋을 수 있다.

멀쩡한 줄기세포야, 특별히 눈가의 주름 부탁한다. 10년 전에 몸속으로 들어간 줄기세포 짝퉁이 10년간 천천히 저질러 놓은 만행을 두 시간의 시간 차이를 두고 몸 밖으로 나왔다가 다시 들어가는 내 몸의 줄기세포가 브로큰의 세월을 회복시킬 것을 믿는 수밖에. 그 계속되는 감사의 표시는 자아가 브로큰 된 세포에 잠식당한 것처럼 보였으니 이왕이면 방금 들어간 본인의 줄기세포에게 뇌세포의 회복도 부탁해야겠다. 우리의 육체만 보고 있지만 육체가 무너지면서 정신건강도 무너지는 것을 흔히 본다. 우리 클리닉에서 줄기세포를 쏘았을 때 그 다음날 보여 지는 내 몸의 에너지 높은 세포가 뇌세포를 복구할 것을 믿는다. 스크린에서 만나야겠다. 주치의는 가리고 스타의 팬으로서. 하드웨어는 치료되는데 소프트웨어가 과연 치료가 잘 될까 역시 시간이 필요할 것이다.

우리 몸의 세포의 유전자의 염기서열은 달나라를 일곱 번 반이나 다녀와야 할 길이다. 하나라도 바뀌면 유전병이란다.

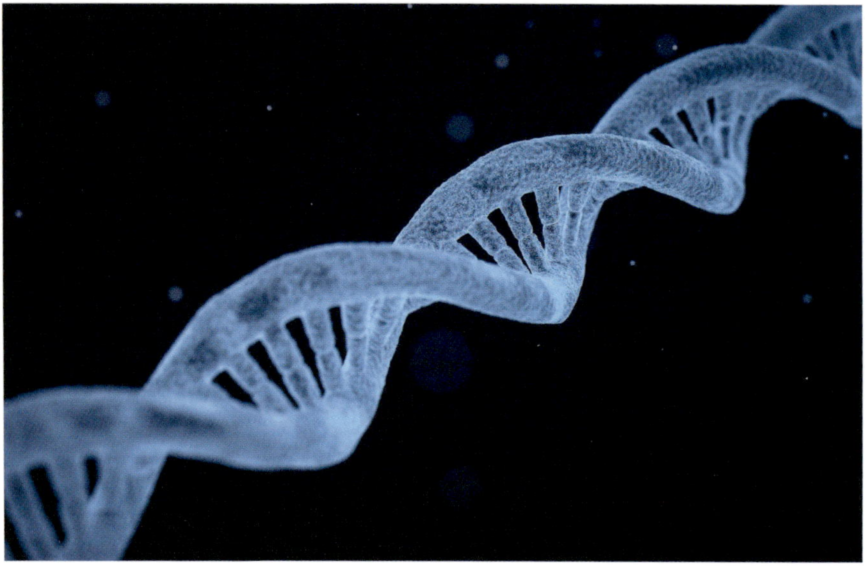

줄기세포도 짝퉁이 있다면 그 결과는 독으로 작용할 것이다.

김혜지

나의 짝퉁 줄기세포, 기형아 줄기세포곱하기 시간여행~~

무릎이 아파서 일본으로 줄기세포치료를 받으러 가야 하는데 코로나로 인하여 우리 클리닉으로 온 환자의 이야기다. 무릎의 통증은 삶의 질을 저하 시킨다. 아는 지인의 지인이라서 얼른 모셔오고 우리가 아는 상식을 설명한다. 우리 몸의 유전자가 하나라도 변형이 되면 나중에 큰 일이 나죠. 내 것을 배양해서 넣은 것이라 문제가 없다는 회사의 말을 믿었다. 세포치료의 개념을 열심히 설명하지만, 그녀는 우리의 설명 중에 얼굴의 피부도 예쁘게 해드릴 수가 있어요.

오케이, 그녀는 똑같은 줄기세포가 아니더라도 상관이 없다, 아픈 무릎이 치료만 되면 좋은 거니까. 수술방에서 치료 후 다음날 환자는 무드의 변화를 이야기했다.

우울증이 없어졌다고 한다. 하지만 무릎의 통증을 치료받으려고 왔는데 그녀의 무릎통증의 치료에 차도가 없단다. 다시 설명 해야 했다. 배양한 줄기세포가 들어간 곳에 나의 정직한 줄기세포가 내 몸의 프로그램을 다시 세팅하는 데에는 시간이 걸리죠. 이왕 치료하시는 김에 헤어라인을 치료하시죠. 그러면 염색을 한 번이라도 덜 하시는데 도움이 됩니다. 그렇게 시간이 또 흘렀는데도 무릎 통증의 차도가 별로 없다.

뭔가 이상하다 생각이 들었고 우리의 예측과 다른 것에 의사의 결단이 필요했다.

다시 줄기세포 치료를 해 보실까요?

환자는 바쁜 시간이 끝나서 은퇴하고 시간적 여유가 생길 거라 얼른 권유해 보았다. 그녀는 표정이 드러나지 않고 그 고통을 감수하며 '네~!' 철저히 예스레이디였다. 처음 시술 후 거의 6개월의 기간이 지나고서 다시 수술방으로 들어오게 된거다. 얼굴이 처음 수술할 때와 너무 다른 것에 충격 그 자체였다.

왜 그러지?

그녀의 진피조직은 다 브로큰되어 확대하여 이야기하면 구멍이 뻥뻥 나 있었다. 너무 좋은 화장품을 아주 많이 쓴 환자들의 진피에서 보이는 현상인데 왜 이분에게서 이렇게 나타나는 지 이해할 수가 없었다.

그 다음은 더 충격이다. 피부가 굳어져서 돌이 되어가고 있었다. 수술방에서나 알 수 있는 보여지고 목격되는 상황은 충격적이지만 환자들은 아무것도 알 수 없다. 줄기세포가 시간이 지나면서 나의 정상세포들을 잠식해가고 있는 사실을 절대로 알 수 없는 것이다. 줄기세포는 브로큰이 되었거나 배양했어도 줄기세포다. 세포의 텔로미어의 길이를 길게 한다고 하지 않는가! 에너지가 세다.

줄기세포는 정상세포보다 도미넌트이고 시간이 지나면서 점점 점령하는 영역이 넓어진다.

이렇게 빠를 수가~

처음 수술할 때는 그렇지 않았는데 우리의 치료를 점검해야했다. 일단 수술방에서 브로큰 된 줄기세포가 독으로 작용하여 분화하면서 정상세포를 브로큰 시키는 메카니즘까지는 상식선에서 설명이 된다. 얼굴과 무릎주위의 프로즌셀에 회복세포를 주입하여 돌로 보이는 부분은 깨고 놀란 가슴을 진정시킨 후 수술 모자를 벗고 장갑을 벗었다. 땀으로 흥건하다. 모든 치료는 스탑되었다. 소개한 지인에게 상태의 심각성을 조심스레 이야기하였다. 브로큰 된, 증식한 세포의 분화상태가 빠르게 정상세포를 점령해가고 있네요.

한 번 맞고 와서 얼마 안 되었는데 이 정도는 아주 드뭅니다.

환자의 남편인 교수님이 당장 달려왔다.

그러게 수 천 들어갔어요. 일곱 번인가 다녀왔지요?

한 번이 아니었다.

그래서 환자에게 다시 물어보았다. 열네 번이나 맞았단다.

그래도 효과는 없고 불편하고 선택의 대안이 없어서요.

우리의 문진표에 줄기세포를 시술받으신 적이 있나요?

이제 줄기세포 시술 받은 횟수의 기록도 중요하겠다.

줄기세포를 맞은 환자들의 경우에 특이한 사항은 통증을 느끼지 못하는 경우가 참 많다. 줄기세포가 치료할거라는 환상의 베일을 벗기고 보면 줄기세포에너지로 병을 가리고 있는 경우가 많다. 우리 몸은 스스로 치료해야 진정한 치료다. 브로큰 된 줄기세포의 에너지가 가려놓을 수 없었던 것이 천만다행이라는 생각이다. 그래서 다시 치료 플랜을 짰다. 몸속에 독이 차오르는 걸 씻어내는 프로그램과 에너지를 높이는 치료플랜이다.

환자는 은퇴하고 지하철역에서 열심히 걸어온다.

일주일에 한 번씩~
어느 날부터인가 통증이 완화되기 시작했다.
아직도 내 몸에서 싸우고 있죠?
그녀는 조금씩 줄기세포의 위험성을 이해해가는 중이다.
무릎의 통증보다 더 무서운 게 깨어진 프로그램에 잠식당하는 거라는 걸!

그녀가 무릎의 통증만으로는 그렇게 열심히 병원을 다니지 못했을 거라는 에피소드가 있다. 얼굴의 피부에 줄기세포를 넣고 예뻐지려는 기대감으로, 머리의 염색을 덜하려는 기대감의 긴 시간여행으로 환자는 진정한 보너스의 삶을 살게 되었다. 여자는 나이와 관계없이 마음은 열여덟임이 분명하다. 신의 실수는 몸은 나이를 먹는데 마음이 나이를 먹지 않는다. 이제 의학의 5G, 6G의 문턱에 서 있다. 줄기세포를 넘어선 의학 에너지 의학으로 펼쳐질 새로운 영역이다. 그 영역에서 신이 실수하지 않은 사실을 알게 될 것이다.

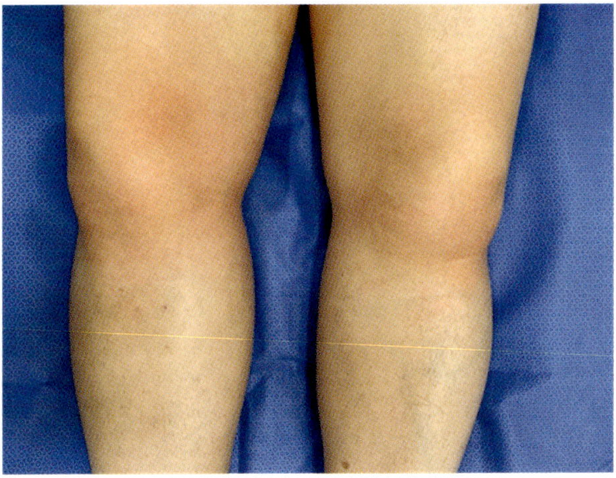

무릎에 배양한 자신의 짝퉁 줄기세포 맞은 이야기다. 짝퉁이 나의 무릎을 점령해 가고 있다. 어두운색이 있는 부위가 아픈 아이러니는 혈액순환의 문제만은 아니었다.

사슴 양 등등의 줄기세포가 화장품으로 만들어졌어도 에너지가 세서 반드시 몸에 영향을 미친다.

이선화

여자 연예인을 한때 많이 치료한 것은 무모했다고 본다. 왜냐하면 그들은 드라마가 쉴 때에 끊임없이 무언가를 하기 때문이다. 우리 병원에서 시술받는 것은 어나더 중의 하나인데 공을 들이고 패밀리로 껴안고 그러한 여건이 되어서 한다 한들 그렇게 하지 못한 이들의 상처 때문에 한쪽으로 욕을 얻어먹고….

다시 이런 일을 반복할 거 같지는 않은 이유는 이제 그러한 소진 시킬 에너지가 더 이상 남아있지 않거나 나이가 들어서 그런데 에너지를 소모하지 않는 지혜가 생겨서 이리라. 그녀들은 참 특별했던 것 같다. 사람을 끄는 매력 또한 대단하고 스타는 스타이다. 머리숱이 부족한 스타가 지인의 소개로 병원을 방문하여 수술을 받게 되었다. 주로 미용실이나 매니지먼트회사의 권유로 제품을 쓰게 되는데 치료받는 기간 내내 머리숱이 많아지는 게 눈에 보이는 것이다.

머리에 무슨 제품을 쓰세요?

아~ 그 제품! 그 제품의 오너가 우연히도 우리 병원에 들러서 치료받게 되었는데 몸의 가스가 가득하던데.

피부 밑의 가스, 온몸의 가스 이것은 줄기세포제품이 온전하지 않다는 이야기이다.

독이 들어가면 처음에 아주 좋다.
그 이유가 보톡스처럼 주름이 펴져서 일 수도 있고 독의 중독에 의해서 일 수도 있는데 사람들은 처음에 좋으면 쓰는 것이다. 그리고 그 부작용이 한두 해 지나서 나타나거나 십 년 뒤에 나타나는 것에는 아주 너그럽다.

그만큼 무지한 것이다.
허용치의 방부제를 이야기하는 것과 화장품이 절대로 썩지 않는 사실은 충분한 경고장이 되고 나름 알려져 가는 경피 독의 문제로 이 시대의 사태의 심각성을 알리는데 네이버지식만으로도 충분하다. 그런데 시간이 지나보아야 알 수 있는 줄기세포 화장품 이야기는 알려줄 방법이 없다. 이것도 상식인데 그 위험성을 알려줄 타이밍이다. 그래서 이 시대를 살아가는 우리에게는 상식이란 생각의 길이를 늘려야만 한다. 줄기세포는 우리의 세포에게 영향을 미치고 방향성을 바꾸어 놓는다. 리버스 에이징과 세포의 텔로미어의 길이를 길게 한다. 그러나 나의 세포가 아닌 소의 줄기세포, 양의 줄기세포, 토끼 줄기세포, 사슴 줄기세포까지 이러한 줄기세포가 우리의 세포에 영향을 미치게 되면 어떻게 될까.

처음에는 무지하게 좋은 것 같으나 시간이 흐르면서 우리의 몸은 가스가 차기 시작한다. 얼굴이 부어 보이고 독으로 찬 얼굴은 표정이 없어지니 플라스틱 같다. 자기의 표정을 잃어가는 것은 보이지 않고 주름이 없어지는 것만 보는 기현상이다. 안 맞아떨어지는 걸 알고부터 시간이 흐르면서 독이 되고 가스가 꽉 차게 되는데 여기서 멈추지 않는다. 독은 우리가 가장 좋아하는 노화로 초라한 모습으로 어느 순간 빽 가는 것이다.

이러한 정체가 드러나는데 사람마다 다른 것은 당연하다.
머리숱이 많아지고 건강한 아름다움으로 토크쇼에 건강한 모습의 연기의 멋진 연출이다. 줄기세포를 넣은 것은 자기 프로그램인데 화장품의 줄기세포는 자기의 프로그램은 분명 아니다. 그런데 바르는 화장품의 역할은 생각해 보지 않고 치료받은 줄기세포만 생각한다.

의사는 환자와 오랜 시간 친하기가 쉽지 않다.
줄기세포치료 잘해놓고 화장품에 들어간 줄기세포의 후유증을 고스란히 뒤집어 쓰다니. 시간이 흐른 후에 한꺼번에 무너지는 덫에 걸려드는 일은 없어야겠다. 그녀가 줄기세포치료 후에 건강해지고 에너지가 높은 줄기세포 화장품을 바르고 그런데 뭔가 편치 않아지기 시작한다. 나와 다른 프로그램의 줄기세포가 들어가서 나에게 영향을 미치게 되면 독으로 인식되고 독이 쌓이는 것이다. 처음에 독이 쌓일 때는 무의식적으로 독을 더 원하는 경우가 많다. 우리 몸이 감당 못할 때가 되면 독이 정체를 드러낸다. 화장품만이 아니겠으나 화장품만으로도 경피독 이상의 증상들을 우리는 절대 캐치할 수 없다. 화면에서 사라지는데 10년이 안 걸렸다. 너무 좋은 화장품 분명 그 작용원리를 생각해 보아야한다.

줄기세포는 우리 몸에 얼굴에 반드시 영향을 미친다.
시간이 지나 보아야 우리 선택의 결과를 알 수 있다.

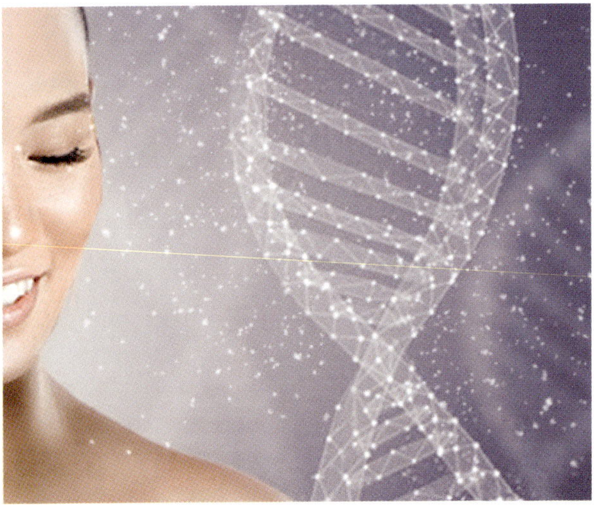

09 이 시대의 이야기

코로나에 걸린 후유증을 치료하는 한 방법으로
에너지성형을 이야기하고 싶다.

최정옥

살아있으나 죽은자 같은 독에 꽉 차있는 이야기다.

김희경

이 시대의 독은 자연이 정화할 시간을 기다려주지 않는다.

김 박사님

코로나에 걸린 후유증을 치료하는 한 방법으로 에너지성형을 이야기하고 싶다.

최정옥 - 코로나 후유증

마음이 순수하고 유머가 있는 사람 주위에는 좋은 사람들이 많다. 마스크를 쓰고 소위 집 콕을 해야 하지만 그래도 상담하러 들어오는 사람들은 몸을 고칠 필요가 절실한 사람들이다. 얼굴이 혈관이 열려서 안색이 편치 않아 보이는 환자이다.

숨쉬기가 편치 않고 "폐도 치료가 되나요?" 얼굴을 문의하다가 갑자기 상담영역이 부담스러운 넓은 부위로 옮겨갔다. 입맛도 없고 입맛을 잘 못 느낀다고 한다.

"어?" 그리고 두피의 탈모도 심해지고 최근에 근육이 7kg이나 빠졌단다.

"코로나환자였나요?"

"네!"

코로나환자들이 우리 주위로 많이 와 있는 걸 본다.

"딸이 옮겨설 연휴에 격리되어 입원 치료받았어요. 입원해서 근육이 심하게 아픈데 해 주는 치료가 없었어요."

그 후유증은 고스란히 환자 몫이란다. 딸은 후유증이 없으나 남편은 머리의 탈모가 심하다고 한다. 환자에게 면역주사 등과 함께 에너지가 주입되자 반응이 아주 급속히 빠르게 회복되는 걸 느낀다고 한다. 마치 우리가 외치던 아톰에게 다 소진된 배터리를 충전하고 다시 날아오를 것처럼 환자는 즉각 반응을 보인다.

잃어버린 에너지의 충전인가보다. 그렇게 첫 방문은 우리 클리닉에도 아주 임팩트가 있었다. 그리고 두 번째 방문, 그녀의 회복속도는 놀라울 정도로 빠르게 진행되고 있었다. 눈가의 칙칙함, 얼굴의 붉은 기운 심지어 비염까지도 회복되는 듯 에너지를 빨아들이는 것같이 회복의 속도를 당겨대고 있다.

드디어 세 번째 방문 수술방으로 안내되고 우리 몸의 회복세포를 얼굴의 체크된 브라운스팟에 넣기 시작한다. 폐 부분을 전부 다 회복세포를 깔아대는 것은 수면마취 시간이 길어지고 오히려 환자에게 도움이 되지를 않는다. 우리 몸의 전기의 통로나 림프 배농을 할 수 있는 부위를 골라서 회복세포를 넣고 에너지 장을 걸어 효과의 증대를 노려본다. 나름 독과의 전쟁인데 약해진 환자에게 신경계를 마비시키는 수면마취의 후유증까지 짊어지게 할 수는 없다. 최소한의 수면마취가 필요하다. 그리고 환자의 회복 속도를 늦추면 안 된다. 가장 짧은 시간에 최대의 효과를 보려면 얼굴도 혈점이라는 전기의 통로를 이용할 수 밖에 없다. 환자는 점점 더 아픈 곳이 드러나고 이왕 땀구멍까지 해결하기를 원하고 있다. 의사는 치료 계획을 설명하고 정신을 똑바로 차리고 회복의 우선순위를 두어야한다. 에너지치료, 회복세포 모두 환자에게 회복에 필요한 도구들이다. 그리고 회복의 속도를 당기기 위해 에너지치료의 시간을 늘린 것도 나름 잘한 것 같다. 환자는 부분부분 회복이 진행되며 또 다른 치료를 필요로하는 곳이 드러난다.

이제는 머리 부분이다. 요즈음 대부분의 환자은 전자파 때문에 귀 주위가 망가져 있고 잘 모르고 생활을 한다. 약해진 부위에 코로나바이러스로 인한 테러는 증상으로 불편함으로 드러난다.

"빽빽하시죠?"

뒤의 머리 부분의 상태가 아주 좋지 않다. 우리가 코로나의 증상 중에 놓치고 있는 부분이 신경계도 있는지 모르겠다. 바이러스의 감염이 폐를 포함하여 온몸을 테러라이즈하는 것은 분명하다. 기저 질환이 드러나지 않더라도 면역계가 약한 사람에게 특히 심하게 드러난다.

사람마다 다른 것은 무서운 일이다.
통계라는 것은 1%의 확률이더라도 해당이 될 수 있기 때문이다. 그녀의 회복을 기대한다. 이 시대는 알게 모르게 바이러스로 테러당한 사람들에게 그녀가 치료되었다는 것을 알릴 수 있으면 참 좋겠다. 이 주 만의 그녀의 방문이다.
입꼬리도 올라가고 피부는 붉은색이 없어지고 10년 이상 젊어졌다 두 페이지나 넘게 써서 온 요구사항이 결국은 젊게 해달라는 요구사항이었는데 너무 젊어졌나~ 한 마디도 더 요구사항이 없다.

에너지성형 증거 없이 넘치게 젊어졌다.
참 대단하다.

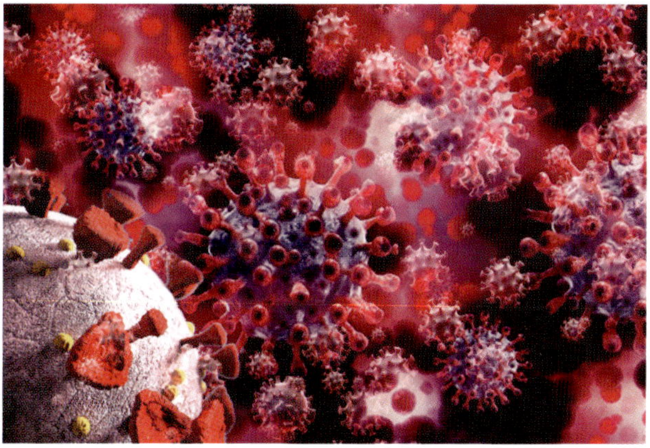

살아있으나 죽은자같은 독에 꽉 차있는 이야기다.

김희경 – 화상흉터

죽은 세포를 살리는 것이 현대의학에서는 불가능하다. 하지만 프로그램치료, 프로그램의학에 들어가 보면 다른 영역이 나온다. 우리 몸 자체는 어찌 보면 복원작업이 가능하다. 의학적으로 화상으로 인한 흉터를 치료할 때 흉터 제거술과 피부이식을 하게 된다. 그리고 항생제와 소염제 등등…. 그런데 피부 흉터의 당겨지는 방향을 Z-plasty로 방향을 바꾸고 흉조직의 길이를 길게 하는 수술을 하는데 몸속의 줄기세포를 동원한다.

지금 나이 60의 환자다. 그녀가 다섯 살이 되었을 때에 그녀의 어머니가 아줌마 보약 주려다가 뜨거운 보약이 그녀의 가슴으로 부어지면서 화상을 입었고 그 이후에 흉터를 없애려 건물 한 채 비용의 대가가 지불된 정도의 흉이란다. 앗! 그렇다면 보이는 화상 흉 밑의 조직에는 혈관이 살아있을 가능성 없이 진짜 흉조직 덩어리이다. '줄기세포가 혈액을 공급받지 못하면 어쩌지' 라는 염려가 생각 속에 들어온 것은 수술이 잘되고 에너지성형으로 이틀 만에 실밥을 뽑으려 할 때이다. 그런데 삼 일째 상황은 3*3cm 검게 죽어가고 환자는 팔 전체의 통증을 호소한다.

의사는 줄기세포와 에너지 성형의 이유를 들어 이틀간의 긴 시간을 함께 보내게 되었다. 사실상 흉터 재건한 부분은 하루 만에 다 붙어버리고 실밥을 제거해도 되는 듯했으나 플랩을 돌려 꿰매놓은 부분이 문제가 되었다.

3*3cm

삼 일째에 혈관이 손상되어 있었거나 아예 없었는지 세포가 살아나지 못하는 사건이….

이제부터 본격적인 에너지 의학이 시작할 타이밍이다.

3일째 본인의 프로그램을 강화시키고 살려내기.

4일째,

5일째,

1주일…

우리 몸은 흉조직인데도 자신의 프로그램이 있기는 하구나.

2주일이 되어서야 죽어가는 세포에 에너지를 넣어주는 죽기 살기 게임이 끝나고 죽어가던 부분이 혈관이 차오르기 시작했다. 눈물의 기도를 하며 함께 죽어가는 조직을 살리기 시작한 지 이 주째다. 치료받고 집에 가서 새벽부터 냄새가 난다. 하지만 포기할 수 없을 정도의 아주 조금씩 작아져 가는 흉터를 보고 또 다음날 에너지를 넣고 혈관이 없는 부위를 살려내느라 하루하루 넘어 혈관이 생겨나는 모습을 보고 있다. 죽어가던 세포는 건강한 세포로 다시 태어났다.

예루살렘의 작은 마을에 있었던 작은 사건이 세상을 바꿔놓을 사건의 예표였다. 이 죽어가던 세포를 살리는 에너지의 학이 앞으로 죽은 자가 살아나는 의학의 시작이 될 걸 믿는다. 우리가 무엇을 겸비해야 하는지 겸비하고 양자의 세계로 양자 의학의 세계인 에너지 의학으로 한 걸음을 내어 딛는다. 우리는 그 줄기세포의 게이트를 20년에 걸쳐 통과의식을 치렀다. 우리의 믿음이 준비되었는가? 믿음의 지팡이를 내밀 때 홍해가 갈라진 걸 우리는 알고 있다.

앞으로 독으로 죽어가는 우리의 다음 세대, 살았으나 독으로 죽은 것 같은 우리의 다음세대를 살려내야 할 것이다. 멀쩡히 보이는 피부밑의 조직들이다. 뇌 속의 죽은 조직이었으면 어떻게 했을지…. 이주 아니 한 달에 걸쳐서 혈관이 없는 조직을 살려낼 수 있다면 난치의 영역은 끝난 것이다. 그러고 보니 흉 조직의 에너지가 차올랐나 보다.

주위 조직의 흉들이 작아진 걸 보고 있다. 주위가 빨그스름하게 색이 변했다.

에너지가 찬 것이다. 이제 세포치료 할 타이밍이다.

환자를 매일 만날 필요가 없다. 세포는 스스로 복원할 힘이 생긴 것이다.

우리 몸의 회복은 스스로 한다.

에너지가 차 있을 때 스스로 복원력이 생긴다.

환자에게서 카톡이 왔다. 시편 9:1~10 - 내가 전심으로 여호와께 감사하오며 주의 기이한 일들을 전하리이다.

마음이 울컥한다. 통증이 사라지고 냄새가 나지 않는다.

빨그스름하게 차올라오는 상처를 보며 우리 의료진은 탄성을 자아낸다.

밑의 조직들이 혈관이 없다는 그 무서움을 눈을 꽉 감고 이 주간 에너지를 넣은 결과를 보고 있다. 드디어 혈관이 생겨나는 모습을 보며 기적을 바라보는 안도감의 따뜻함으로 서로의 호흡으로 진동하고 있다. 치유의 기적임을 잘 알고 있다. 에너지를 집에서 계속 넣고 있었다면 2주간 출근이 필요 없었음을 설명한다. 우리의 준비가 필요하다 산 자 같으나 죽은 자가 되어있는 조직들을 살려내려면 환자 스스로도 치유자가 되어야 하고 우리는 에너지의 전달자가 되어야 한다. 생각이 너머너머 펼쳐진다. 지금은 보이는 피부이지만 죽어가는 신경도 기관들도 살려낼 준비가 필요하구나.

우리의 감동은 뇌 신경의 울림으로 파동으로 서로 공감하며!
준비를 해야지.
죽어가는 다음 세대들을 살려낼 수 있도록~

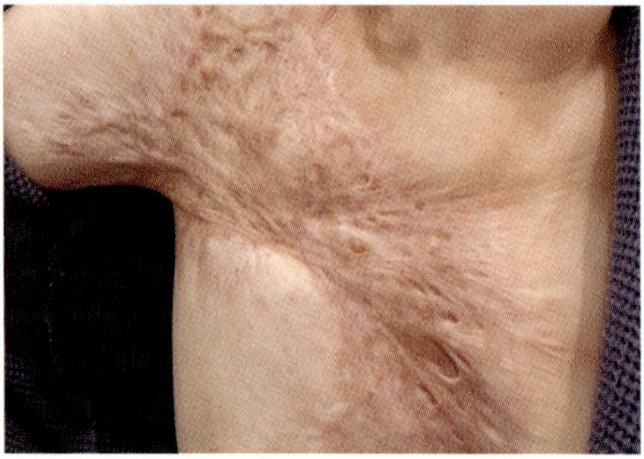

이 시대의 독은 자연이 정화할 시간을 기다려주지 않는다.

김 박사님

여러 가지 특이한 인상을 가진 분을 만나게 되었다. 피부는 얇은데 에너지가 무지하게 센 분이다. 어쩜 검버섯이 많을까? 왜 치료를 받지 않으시지… 특별한 분이시네. 만난 지 일 년이 지나서 드디어 치료할 기회가 생겼다. 치료하는 중간 중간 많은 시간을 대화하며 그 원인에 대하여 추측한 사실을 확인도 해가며 사실 여부를 엿보게 된다. 에너지의 학을 하시는 분으로서 에너지가 높으실 터인데 피부가 그리 검버섯이 많은 이유는…? 그런데 아무것도 한 것이 없단다. 필링, 삼중 세안, 햇볕에 노출, 아무것도 해당이 안 된단다. 심지어 운전도 하지 않았다.

그러면 딱 한 가지, 휴대전화기 사용 40년.
양쪽 귓가에 전자파 노출.
우리는 잃어버리고 사는 것이 참 많은 거 같다.

한때 전자파의 위험에 대해 온 국민이 알고 있을 때에는 안테나가 밖으로 나와 있을 때였다. 지금은 안테나가 내장되어있으니 누구나 할 것 없이 귀 주위가 전자파에 의한 피해를 보고 있다. 얼굴의 다른 부위에 비해서 귀 주위의 브라운피부와 브라운스팟, 브라운에어리어는 대부분이 주위의 피부보다 움푹 들어가 있고 주위는 흰머리가 많이 나오고 검버섯의 노출도 가장 많다. 전자파에 의한 조직의 브로큰이 시간이 지나면서 진행한 결과이다 치료를 시작하며 회복세포가 들어가서 피부의 붓기가 빠지면서 움푹 파여진 브라운영역이 나오는데 염색으로 인한 영역과 다르다. 귀 주위는 해마라는 조직이 있어 기억력을 주관하고 있는데 말이다. 휴대전화기 하나만 하더라도 우리의 몸에 영향을 미치는 것을 보고 있다. 이 시대의 문화에 우리가 노출되는 독은 산업혁명의 독과 다르게 분해되기를 기다리는 것은 애초에 글러 먹었다. 자연의 정화를 기다릴 수도 없고 쌓여가는 속도도, 우리 주위를 점령해가는 속도도 독의 입자가 작아지며 극독화 되는 모든 속도가 빨라지고 있다.

휴대전화기의 전자파에 대하여 역발상을 해본다.
양자의 에너지를 장착하면 우리가 휴대전화기 받을 때마다 머리가 좋아진다. 가능한 일이다. 곧! 이 사실이 알려지면 머스크 회사의 주식이 떨어질 터인데 사실 머스크가 시도하고 있는 AI와의 결합은 과학의 흐름을 모르는 흥행사의 연출로도 들릴 수 있는 이유를 설명해본다. 프로그램의학이 의학의 툴로 정착이 되고 우리의 뇌의 활용도를 점차 늘려가는 생체 정보 자기장을 이용하면 IQ가 점점 높아질 걸 알기 때문이다. 우리의 뇌세포가 10%도 못쓰고 있는 사실을 누구나 알고 있지만 새로운 의학으로 뇌의 잠기어진 프로그램이 열리고 있다. 인간의 뇌가 핵폭발을 일으키는 사건이 아니라 양자컴퓨터의 개발 전에 우리 뇌, 진정한 양자컴퓨터가 열리길 바란다.

AI의 공상 만화 같은 협박이 깨어지고 진정한 미래를 예측해야 한다.
지구의 한쪽에서 그러한 움직임이 있다는 사실을 전하고 싶다.

그 전에 우리에게 다가오는 독이 내 몸 안으로 더 들어오지 말아야 되고 독이 제거되어야 한다. 우리의 세포를 깨우려면 프로그램의학을 알아야 하는데 그전에 꼭 필요한 아주 중요한 사실은 우리가 놓인 환경을 점검하고 독을 제거해야한다. 그런데 우리 주위는 우리가 만든 문화의 독이 가득하다. 전자파에 의한 휴대 전화기 하나도 시간이 지나고 보니 우리의 얼굴을 브라운 에어리어로 점령해 버렸는데 우리가 쓰는 비누, 화장품, 세제부터 우리가 노출되어있는 환경에 우리가 무사할 리 없다.

새로운 대안들이 나와야 한다.
우리의 에너지성형을 통하여 에너지를 채우고 스스로 독을 밀어내고 인핸스드 된 사람들이 모여 우리의 아름다운 환경을 독으로부터 찾을 수 있도록 해야 한다. 아름다운 지구가 아파하는 영상이 떠올랐다. 석유를 채굴하느라 뚫린 구멍부터 쓰레기에 더러워진 물, 방사능으로부터 커버가 안 되는 공기. 어디 이쁜이겠는가~

태양을 바라본다.
우리는 입자만 바라보고 물질세계만 보고 있지만, 나선형의 웨이브가 우리한테 도달하는 힘인 걸 아는 순간 우리의 세상에 대한 눈이 떠진다. 햇빛의 따사로움 하나도 입자와 웨이브의 중첩이다. 우리의 세포와 생명력이 함께한다. 우리는 입자만 보고 있고 세포의 물질세계만 보고 있다. 우리가 보고 싶은 것만 보고 망가뜨린 세상에서 나머지 한쪽이 우리의 시야로 서서히 올라오고 있다. 우리가 망가뜨린 것을 되찾아 올 수 있기를 간절한 마음으로 바란다.

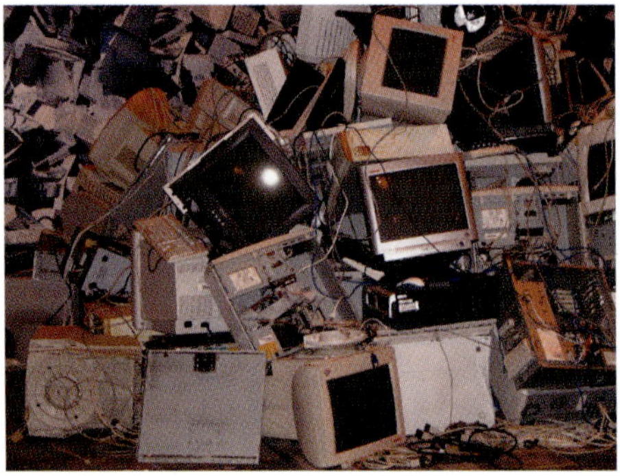

Beyond the pill

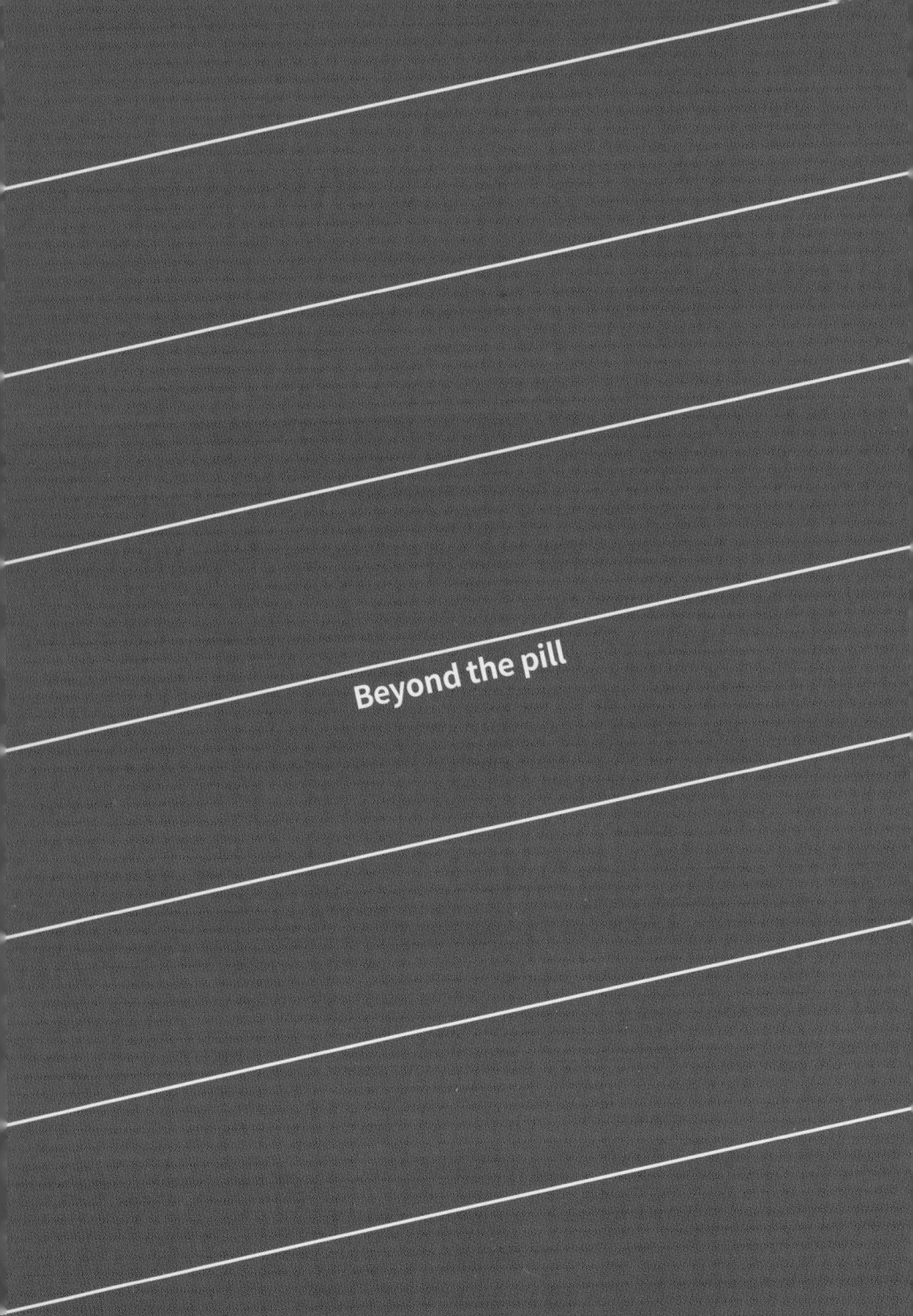

의약품을 넘어

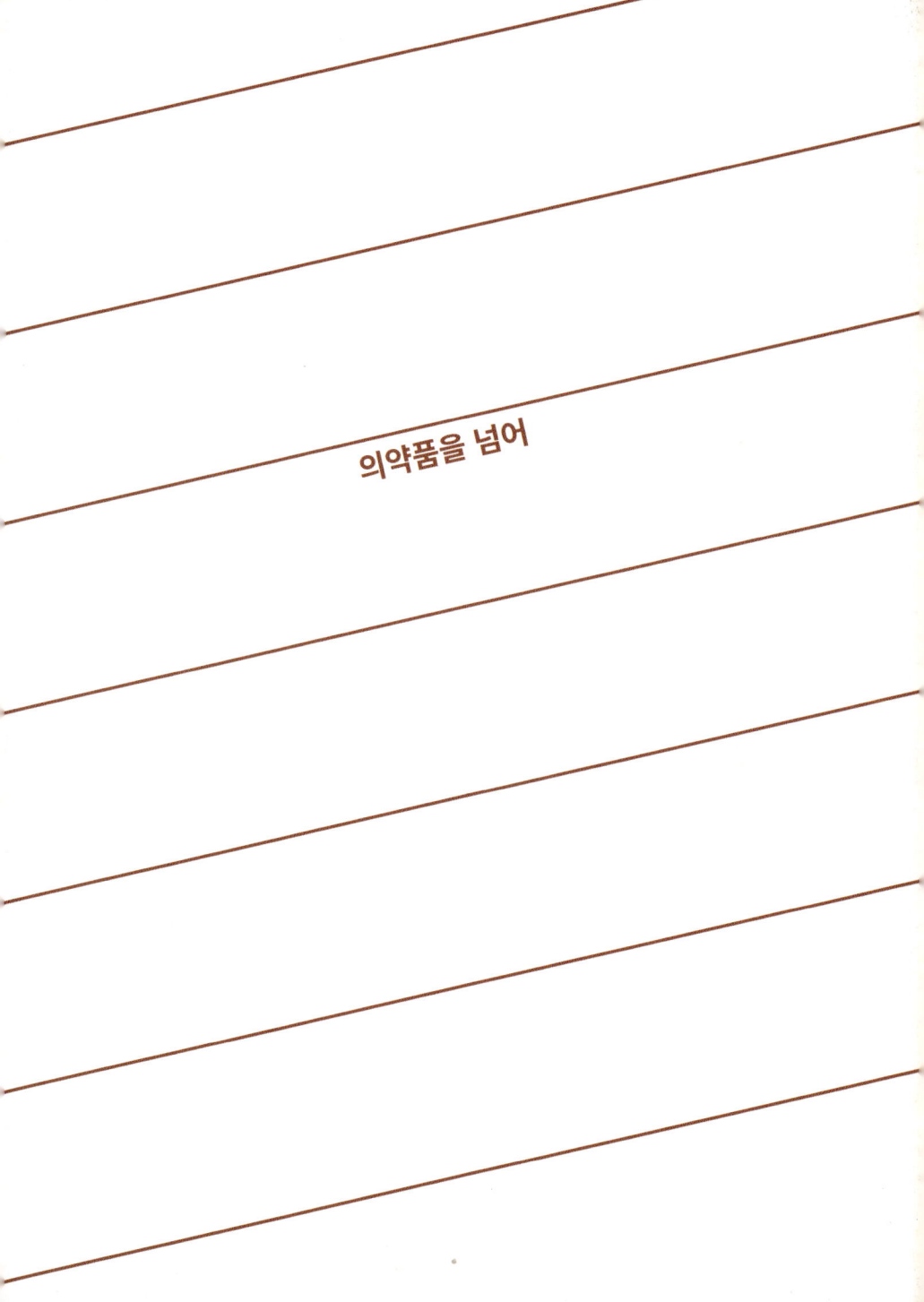

전자약 Electroceutical

전자약(Electroceutical)은 '전자(electronic)' 와 '약(pharmaceutical)' 의 합성어로 전기자극을 통하여 신경 신호를 조절, 질병을 진단하거나 치료하는 약물 대체 기술이다.

2022 안구건조증 관리기기, 편두통 치료기기, 우울증 치료기 등 신체 삽입형 전자 약 개발이 한창이다. 지금 미국에서는 류마티스관절염, 크론병 등 웨어러블 신경조절치료제 등등 일회성으로 장기간 효과를 유지하고 맞춤형 치료에 대한 발전도 앞당기고 있다고 본다. 의료혁신을 이루어낼 기술 중 하나로 유니콘 기업 탄생도 기대해 보겠으나 이들에게서 생체전자기장에 대한 언급이 거의 없다. 인체를 하나로 보고 프로그램복원을 위한 에너지공급 회복의 정보를 공급할 수 있는 공명의 이야기가 빠져있는 아이러니를 눈치챌 수 있을까.

사람은 사랑이란 단어로도 기도의 힘으로도 치유가 일어난다. 이런 에너지를 전자 약으로 구현되면 참 좋겠다. 30년간 지켜온 수술방에서 에너지성형을 하면서 넘 신나는 일이 펼쳐질 것 같은 조짐이다. 빅터 샤우버거가 독으로 무너져가는 이 시대의 해법을 이야기하고 있다.

남들과 거꾸로 가라고.

인간의 게놈 유전자 지도가 나왔을 때, 지구상의 뜨거운 열광을 기억한다. 그 결과 난치가 정복되지는 않았다. 전자 약을 활용하기 위해 인간의 신경 지도를 만들어 내겠다고 한다. 마치 고속도로의 달리는 차들이 어디서 내릴지를 알아내는 기술이라는데 아무도 흥분하지 않는다. 이 시점에서 이제는 인간의 몸이 스스로 치료할 수 있다는 것을 기억해 내야 한다.

아무튼 지금부터 유니콘 기업을 꿈꾸며 전자 약의 열기로 뜨거운 지구촌의 구석구석으로 안내해 본다.

임베디드 마이크로 셀 배터리의 독점 도트 마스크다.
코로나 바이러스가 전기장생성 섬유와 만나면 감염이 없어진다. 의료종사자들에게 더 좋겠다. 섬유분야의 응용력은 더 넓다.

이 지구의 주인이 원래 바이러스였는데 인간들과 함께 잘 살고 있다가 우리는 깔끔한 체하여대며 그들을 죽이려 하고 깔끔한 체하다. 약해진 우리를 그들이 죽이려 한다. 초 분자세계에서 일어나는 일들이 영화화되어 우리의 이해를 돕는다.

다시 함께 잘 살 수는 없을까?

참, 코의 구멍이나 입의 구멍의 150배가 마스크의 면적인데 섬유값을 아끼는 노력도 필요하다.

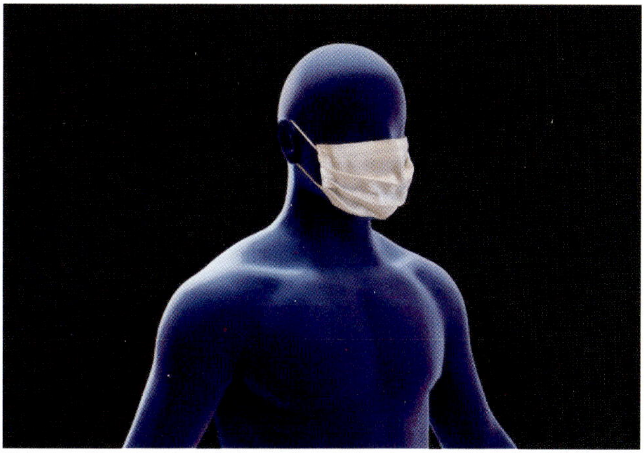

V.Dox Technology

콘택트렌즈를 착용하는 것만으로도 인슐린분비를 조절할 수 있다면 어떨까? 당뇨병을 감지하고 나아가 당뇨망막병증을 치료할 수 있는 렌즈를 개발했다. 바이오 센서와 약물전달 및 데이터 통신 시스템의 통합이다.

스마트 콘택트렌즈의 플랫폼 기술을 적용하여 전기자극을 이용하여 알츠하이머 파킨슨병 등 뇌 질환 등을 치료하는 전기수술의 범위를 확대하기 위한 연구가 진행 중이다. 눈은 마음의 창인데 이러한 눈동자 앞의 렌즈가 바이오 센서로서 데이터 통신으로 똑같은 렌즈로 보여도 상상이상의 세계는 눈앞으로 이렇게 다가와 있는 것이다.

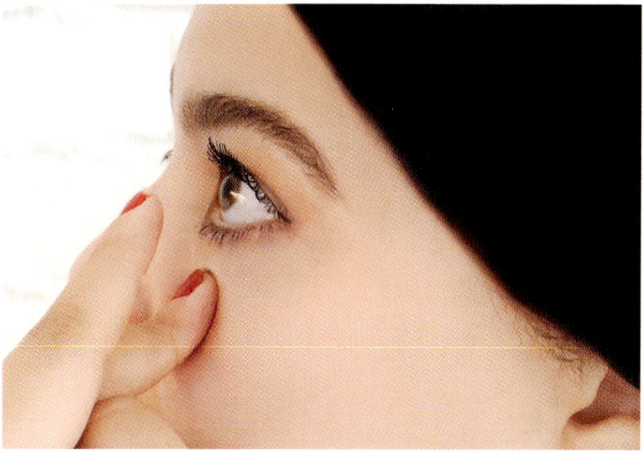

Smart Contact Lens for Diabetes Monitoring and Diabetic Retinopathy Therapy

궁극적으로 신경 인터페이스를 개발하는 것이라고 하는데 우리의 상상 속의 일들이 실험실에서 일어나고 있다. 팔을 움직이려는 의도에 의해 형성되는 전기신호를 학습하고 이러한 전기신호를 사용자가 보철물을 더 잘 제어할 수 있도록 하는 것이란다.

미주신경, 심박 수 소화관 운동, 발한 및 면역반응과 설인 신경에 삽입되어 경동맥을 포함한 여러 기관과 연하에 관여하는 귀, 혀 및 침샘의 일부와 연결. 이 두 신경에서 10주간 안정적 전기활동의 기록이 10주 동안 유지했다고 한다.

앞으로는 병을 알리는 전기신호나 프로필을 배우고 이를 미리 사용하는 것이 가능할 것이다.

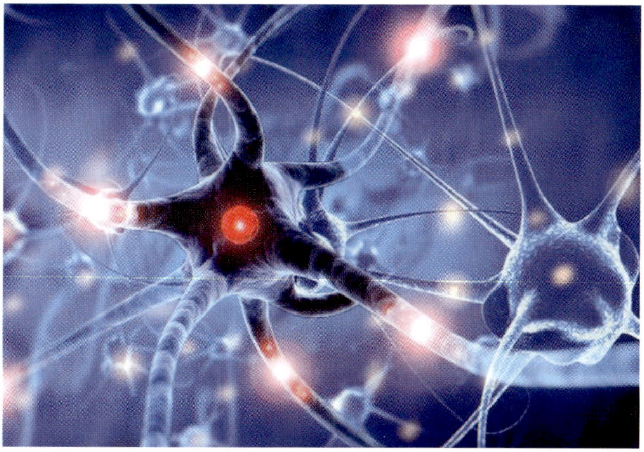

사람이 자는 동안 호흡을 조절함으로써 기도 근육을 자극하여 수면 무호흡증을 치료하는 장치가 FDA에 승인을 받았다. 식욕과 위 사이의 신경에 이식하여 포만감을 느끼게 하려고 미주신경을 자극한다. 이러한 바이오 전자 임플란트를 불분명하게 볼 수도 있지만, 몸에 전극을 꽂고 자극을 주면 효과를 볼 수 있는 것은 분명하다.

2000년의 밀레니엄에 인간의 DNA 염기서열이 나온 것이 시작이다. 복제 양 돌리부터 이브까지 지구상이 들썩했다. 2020년 인간의 신경과 전기활동을 매핑하고 신경에 부착하고 고해상도의 레코딩 및 자극 그리고 각 기관을 오가는 수백 개의 신호를 분리하는 것이다. 목표는 원하는 효과를 이끌어 내는 것이다. 신경 지도가 나온다는데 너무나도 조용하다. 사람들은 열광하는데 지쳤나 보다.

Enteromedics의 체중조절장치를 승인할 것을 권고하였다는데 다이어트 시장의 지각 변동이 예상된다.

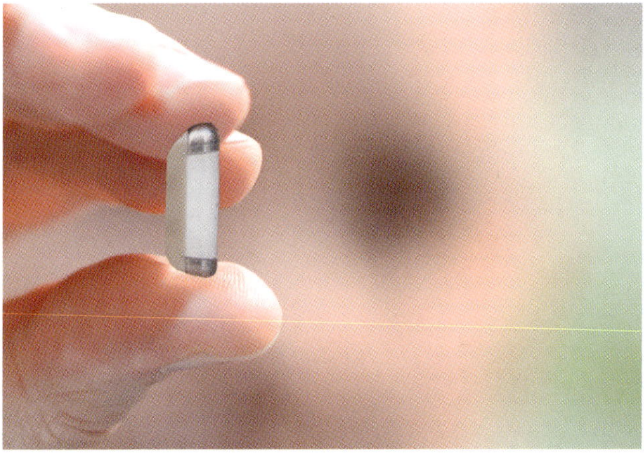

신경을 자극하는 생체전자 임플란트.

복합 자연 인공 혈관은 또한 유전자 치료와 약물 전달을 가능하게 할 수 있다.

살아있는 세포와 전자장치를 결합한 인공혈관 그리고 자연 혈관과 가장 유사한 3D구조의 다중 튜브이다.

전 세계적으로 죽음의 가장 큰 원인은 심장과 혈관병이므로 인공 혈관을 전기적으로 자극하고 관의 내부의 혈관 세포의 성장과 이동을 촉진하여 새로운 혈관의 형성을 도와 상처가 치유되도록 도울 수 있다고 하니 의미가 크다.

여기서 그치지 않는다.
혈압, 혈당 등에 대한 데이터를 수집할 수 있는 센서를 전자 혈관에 포함하여 인공지능소프트웨어가. 분석한 데이터로 환자의 건강과 알람의 필요성을 예측할 수 있을 것이라 한다.

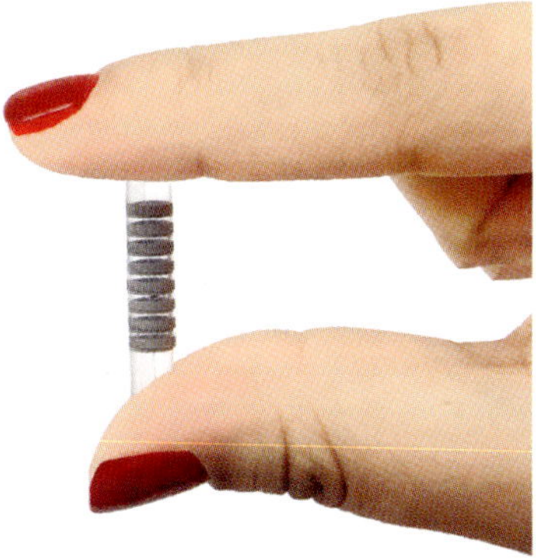

Hybrid natural-artificial blood vessels could also enable gene therapies and drug delivery By Charles Q. Choi

2019 전기 수술 승인의 6 가지

1. 알레르기로 인한 부비동 통증에 대한 최초의 생체전자치료법인 휴대용 약물 없는 장치.

2. 과민성 방광치료 위한 경골신경을 대상으로 하는 최소 침습 장치.

3. 폐쇄성 수면 무호흡증치료 위한 임플란트.

4. 주의력결핍 과잉행동장애(ADHD) 치료에 대해 삼차신경을 표적으로 주의력, 감정 및 행동을 담당하는 뇌 영역의 활동을 증가시키는 것.

5. 편두통치료를 위한 생체 치료장치로 FDA 승인을 받았는데 팔 위쪽에 착용.

6. 과민성 대장 증후군치료를 위해 귀에 착용하고 신경 번들을 자극 통증 처리와 관련된 뇌 영역을 목표

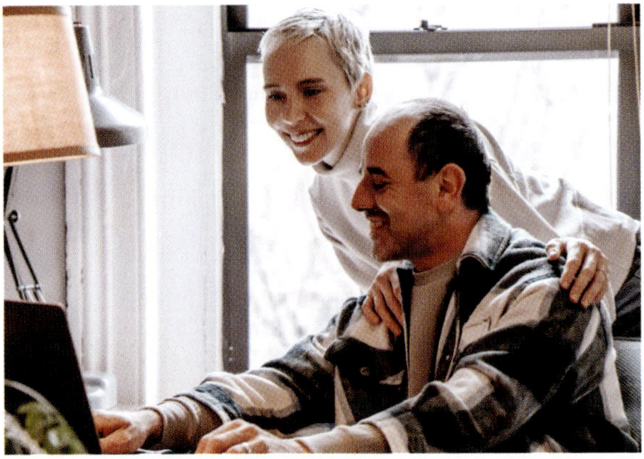

만성 상처에 대한 더 나은 붕대로 이어질 수 있다. 상처 주변의 박테리아를 죽이고 상처가 더 빨리 치유되도록 하는 방법을 조사한 최초의 연구. 실크스크린에 은색 선을 실크에 붙이고 생물 막에 전기를 전달하는 작은 장치를 부착 후 전류가 박테리아를 파괴하기 시작할 만큼 충분히 생물 막을 파괴한다. 붕대와 전류가 강력한 항균 화학물질인 하이포 아 염소산을 생성하여 근처의 건강한 피부를 해치지 않고 박테리아를 차지하고 죽인다는 것이다.

세포가 에너지가 없으면 세포 스스로 복원이 되지 않는다. 전하와 전자와 자기장 이 세 가지의 정보를 전달할 수 있으면 상처가 아무는 시간은 당겨질 수 있다. 만성상처가 되어 스스로 복원능력이 없을 때 전기의 역할이 전자와 자기장의 작용을 동시에 유발할 수 있을지는 모르겠다. 전기 수술붕대 다음은 전자와 자기장이 함께하는 양자 수술 붕대가 나올 것 같다.

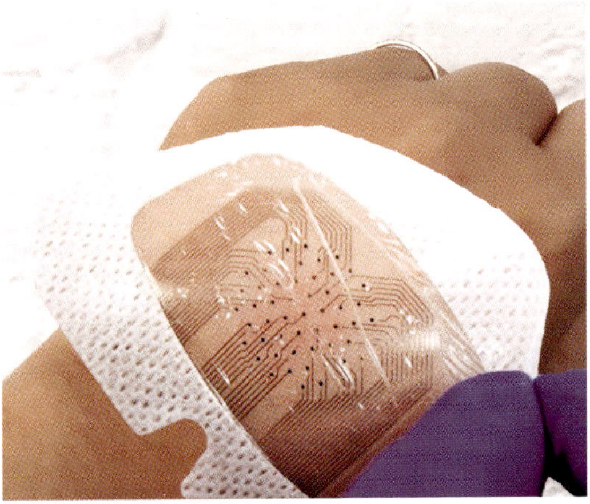

Electroceutical insights could lead to better bandages for chronic wounds. 전기 수술 붕대.

Electroceuticals는 골절 복구, 파킨슨병, 당뇨병, 고혈압 및 상처 치유와 같은 다양한 질병에 대한 신경 및 조직 자극 치료제로 제안되었다. 유연한 저항성 기판과 전압 활성화 접착제 기반의 "전기 석고" 의 설계가 설명되어 결합한 전기장을 생성한다.

저항성 기판에 의해 생성된 전기장은 전압 활성화 접착제의 활성 성분과 상호 작용할 수 있다. 전기 유변학 및 조직 접착에 적용된 전압 및 전류 바이어스의 구조-활성 관계를 조사하다. 경화가 음극 근처에서 시작되고 양극으로 진행되는 전기 경화 마이그레이션이 관찰 된다. 전기 수술 요법의 평가를 위해 조정 가능한 랩 전 단 접착력이 20-65kPa인 잠재적 전기 수술 드레싱이 도입되었다.

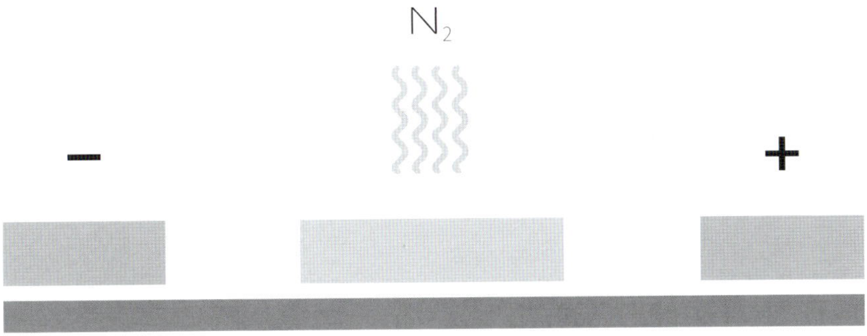

Voltaglue Electroceutical Adhesive Patches for Localized Voltage Stimulation
국소 전압 자극을 위한 Voltaglue Electroceutical 접착 패치

미주 신경을 자극하는 프로젝트는 매력적인 분야다. 당뇨환자에게 전기 신경 자극을 통해 자연에 가까운 발 감각을 회복하는 최초의 신경 보철물을 개발하는 것과 발기 기능을 복원하기 위해 피하 이식 가능한 양방향 자극 시스템을 개발하는 것이다.

우리 몸의 신경계가 공학으로 인터페이스 설계가 가능할지는 의문이다. 보이는 신경계를 와이어신경계라고 한다. 보이지 않는 와이어리스신경계의 홀로그램을 그려내려면 의학이 6G로 진입해야 할 터인데 미주신경의 신경 공학 개입의 결과물을 기대해보게 된다.

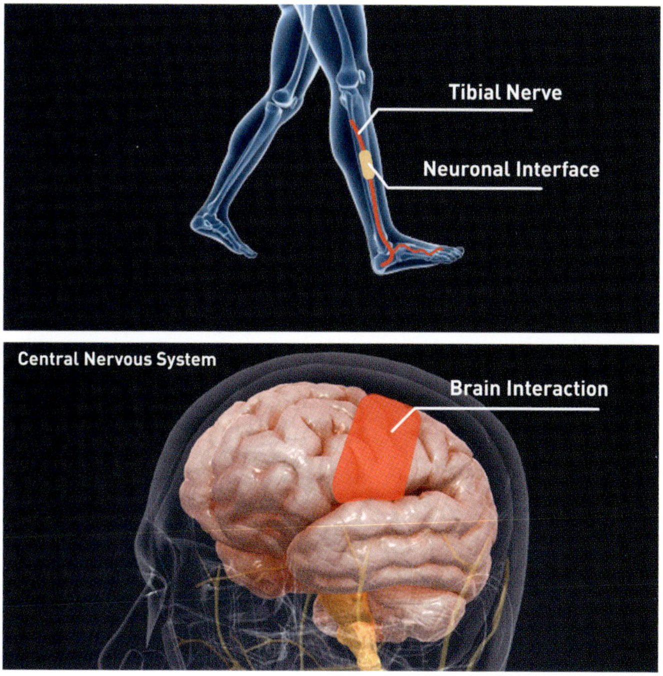

Bioelectronics Medicine and Electroceuticals

우리 몸과 상호작용하는 새로운 방법을 제시하고 있다. 플라나리아의 부분을 279번이나 잘라내도 자라난다. 잘린 꼬리에 머리가 자라나고 머리가 두 개인 플라나리아를 보여주었다. 전기적 패턴의 변경으로 유기체의 기억을 수정하고 몸을 재프로그래밍하고 원하면 다시 전환했다고 한다. 게놈을 건드리지 않고서.

재생은 하등동물만을 위한 것이 아니며 사슴은 뿔을 재생시키고 인간은 간을 재생시킬 수도 있는데 생체전기코드를 해독하고 파악하는 것이 우리 몸과 상호작용하는 새로운 방법을 제공할 것이라고 믿고 있다.

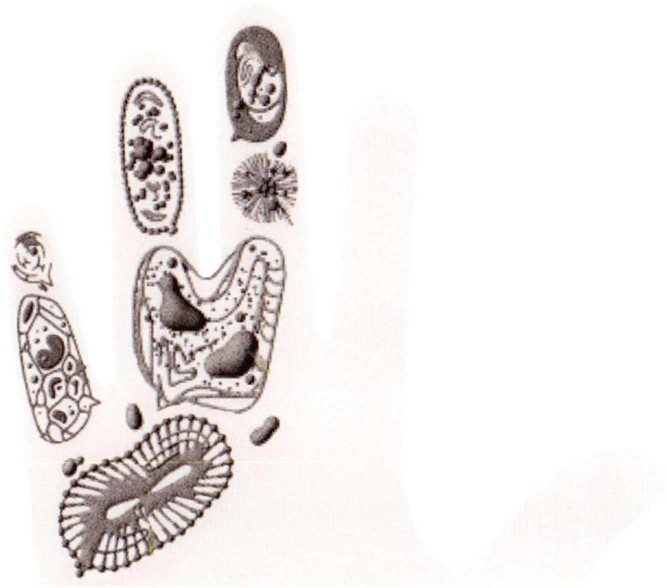

Neural Information Processing System.
인공지능 컨퍼런스의 자동번역,자율주행등을 넘어선 융합.

Review

후기

Review

30년간의 멈추지 않고 지금도 진행형인 수술 방의 장면이다.
자르고, 꿰매고, 지방 흡입하고, 지방 이식하고, 뼈를 깎아내고, 보형물을 넣어주고…. 성형수술한 이들은 시간과 나이가함께 하는데 나이가 멈추어 버린 이들을 보게 되었다. 줄기세포를 이식한 이들…. 20년 후에 이들의 나이가 멈춘 것 같은…. 흥분도 잠깐 ,나의 이야기로 잠깐 들어가 본다. 원장이 두피에 염색으로 인해 화상을 입고 병원 문을 닫았다. 그래서 환자로서 치료받으며 의사가 절대로 알 수 없는 환자의 비밀들을 알게 되었다.

현대의학에서 죽은 세포를 살리는 것은 불가능하다.
한 번 세포 안에 들어간 독을 빼내는 것이 현대의학으로는 불가능하다. 난치의 치료가 안 되는 이유의 전부이다. 염색의 독이 두피를 녹이고,
얼굴로 흘러내리고, 뒷목부터 귀가를 둘러 이마 그리고 눈썹 빰까지 부분 부분 진피가 녹아버렸다. 두피가 망가졌는데 머리의 숱은 아무 영향이 없었다. 피부 역시 화장하는 데 지장도 없었다. 그런데 시간이 흐르고 드러나는 진실은 참혹하다. 얼굴의 울퉁불퉁하게 브라운영역들이 나타나기 시작했다. 브라운영역 주위는 흰색의 부종으로 노폐물이 쌓여있고 머리는 항상 뜨겁고 목 부분에 힘이 안 들어가니 찌뿌둥할 수밖에 없다. 시간이 흐르면서 마치 교통사고 후유증보다 더한 후유증을 앓아가며 우연한 사고 치곤 슬프고 처절하게 운명이 바뀌였다.

두피의 화상으로 두피 세포의 전기가 사라진 후에 뇌세포로의 영양공급에 문제가 생기면서 망가지기 시작한 신경계가 온몸을 부실하게 해 놓은 것이다.

내부적으로 동맥이나 정맥으로 영양공급에 아무 문제가 없는데도 두피의 브로큰으로 뇌신경계가 말라가고 있었다. 1년이 지나자 어떤 의학적인 도구도 도움이 되지 않았다. 그리고 죽음 직전에 모든 것을 놓아 버렸을 때 에너지의학이

나에게 다가왔다. 두피의 생체 전자기장을 복구하기 시작했고 두피가 회복되기 시작하며 뇌 신경이 복구되기 시작했다. 맨정신으로는 절대 선택하지 않았을 일이 일어났다. 찌뿌둥의 독이 나아가니 내가 힘이 더 없었다. 우리 몸의 세포의 독이 나가기 시작했다. 독도 나를 지탱하는 힘이었다고 하는데 독이 빠지면서 나의 상태는 심지어 변을 볼 힘도 없이 배터리가 방전되어있는 상태가 드러나는 것이다. 그러기를 수십 회 하고 나니 옛 얼굴이 돌아오기 시작했다. 에너지가 채워진 나의 세포 안의 미토콘드리아가 일하기 시작한 것이다.

독을 밀어내기 시작했다.
독이 나가고 나의 세포는 재생되기 시작했다. 좋은 사람들이 모여들기 시작하고 다시 병원 문을 열고 진정한 치유의 플랫폼이 열리기 시작한 것이다. 30년간의 수술 방을 지켜온 의사의 3년간의 외출로 인하여 몸으로 체험하며 얻어낸 치료 레시피가 나온 것이다. 나도 돈을 안 내고 치료받았으니 에너지 치료는 돈을 받지 않고 치료하고 있다. 성형수술을 30년 해 와서 그런지 환자의 마음을 사는데 예뻐지는 툴은 아주 유용하다.
그래서 에너지성형이란 이름이 참 좋은 거 같다. 퍼주기식 치료 아니면 절대 환자의 마음이 움직이지 않는다. 에너지가 약하면 배터리가 아웃되기 시작하여 바닥이 드러나면 투웨이 커뮤니케이션이 불가능하고 안으로, 안으로 갇혀버리는 것이다.

이 시대의 대화가 안 되는 사람들, 자기연민에 우울증에 공황장애 등등 모두 이러한 에너지 부족의 환자다. 에너지 부족으로 갇혀버린 사람들은 환자인 줄 모르지만 그들을 투웨이 커뮤니케이션 할 수 있도록 밖으로 시각을 돌리도록 끄집어내는 방법의 시작은 성형이다. 에너지를 채워 회복시키는 것이다. 마음의 성형, 생각의 성형, 얼굴의 성형, 모두 에너지가 채워지면 속도감이 다르다.

에너지 성형과 10번의 방문 프로그램. 에너지가 부족해서 환자가 되어버렸을 때 에너지만 채운다고 환자란 두꺼운 옷을 벗겨 내기는 쉽지 않다.

사람이란 그만큼 복잡하다.
마음의 문을 열고 무언가 치료받고 있다는 위로가 치료의 시작인 것이다. 최근에 발표되었지만 많이 알려진 생체의 전자기장 실험결과이다. 오리의 생명장을 병아리에게 쪼였을 때 오리의 생체전자기장이 달걀에 미친 결과로 처리된 계란 500개(시료)를 부화시켜 480마리의 병아리가 나왔는데, 다음과 같은 변화가 관찰되었단다. 병아리의 25%에서 발의 물갈퀴가 생겨나고 80%에서 머리 모양이 오리처럼 넓적해지고 70%에서 목이 길어져 있었다고 한다. 또한 90%에서 눈이 오리 눈에 가까워져 있었단다. 특이점은 획득된 변화는 후대에 이어졌다고 한다.

우리의 생명장, 생체전자기장을 논하기가 무섭다.
어떤 유전자 가위등 유전자조작도 없었고 획득된 결과가 유전된다고 하니 우리의 과학을 다시 쓰는 날이 얼마 남지 않았다. 지하 600m는 내려가야 전자파의 방해를 안 받고 내 몸의 순수한 정보를 얻을 수 있다고 한다. 내 몸의 줄기세포의 정보의 파동을 물에 기록 후 맞아대기 시작할 날이 곧 올 것이다. 이렇게 이야기하면 황당하게 들리겠지만 뱅베니스 박사의 디지털 바이올로지를 설명해본다. 어떤 물질의 정보파동도 물에 기억시키는 것이 가능한 이유를 설득력 있게 설명하기에 적절하다.

현대과학은 분자와 분자가 만나서 세포의 반응이 일어나는 것으로 생각하지만 분자가 녹아있는 물에서 나오는 특정분자의 주파수를 물에 기록했을 때 물이 실험적으로 분자 역할을 함을 보여주었다. 심지어 컴퓨터에 옮겨져서 디지털화해서 인터넷을 통하여 어디든지 전달될 수 있다. 물에 기억되는 물질의 정보에는 제한이 없어 호르몬 신경전달물질, 암튼 물은 정보를 담는 그릇의 역할을 한다. 정보의 파동이 물에 기억되는 것은 자기장이 오디오 테이프에 기억되는 것에 가깝다. 살아있는 세포 안에서 일어나는 화학적 반응에 대하여 실제 분자와 세포의 크기를 비교한다면 서울시만 한 면적에 사람이 혼자 있는 셈이다. 세포가 3차원적이라는 것을 고려하면 지구 전체에 사람 혼자 있는 것이 더 적절한 비유이다. 지구 전체에서 두 사람이 움직이다 우연히 만날 확률이 얼마나 될까? 세포내 분자는 서로 정보의 파동에 의한 공명으로 반응을 일으킨다고 한다. 보이지 않는 세계의 과학은 다양한 영역에서 사용되고 있으며 어떤 영역에서는 이미 기존 과학기술을 뛰어넘고 있다. 서양에서는 이론적인 옷을 입히기 위해서 많은 학자가 노력하고 있고 보이지 않는 세계는 21세기의 과학과 의학에 큰 영향을 끼칠 것으로 기대된다.

현대과학은 설명이 안 되면 비과학으로 여기지만 현대과학수준이 이해되지 않는 초 과학의 영역이라고 보고 이런 현상들의 탐구로 그 지평을 넓혀 가는 것이 맞다. 나의 프로그램에 대해 생각해보게 되었다. 나는 의사로 생명 살리기 프로그램이 있고 호기심으로 새로운 의학을 미친 듯이 나에게 실험하는 실험 프로그램이 있다. 이 프로그램에 화상을 입고 아파하는 나를 보았다. 프로그램을 재건하는데 오만의 바이러스도 빼야 하고 나를 점검하는데 말 못할 프로그램들도 들여다보았다. 사람들의 프로그램을 들여다보는 것은 새로운 의학적 접근이다. 사기꾼은 평생 사기꾼의 프로그램에 갇혀있고 혹자는 성공을 두려워하는 프로그램에 갇혀 있기도 하다. 프로그램의학 에너지 의학 생체전자기장의학이 미래의 의학으로 드러날지 아니면 현대의학의 약물의 스피드에 밀려 또 밀려날지 알 수 없으나 에너지가 강해지면 프로그램이 바뀔 수 있다는 것을 알고 있다. 사람을 통한 전하와 전기와 자기장이 공명을 통하여 사람의 프로그램에 덧입혀지는 에너지 의학은 참 많은 것을 보게 해주었다. 또 나의 시간 게임 하는 계산법이 나온다. 일주일에 한 번, 한 시간의 에너지 의학의 적용을 매일 두 시간씩 우리 몸에 적용하면 일주일에 14시간 집중치료의 치료되어가는 시간의 가속도까지 생각하면 얼추 1년간 치료받은 시간의 계산이 나온다. 그러면 뇌의 홀로그램을 에너지성형으로 복구하는 데 1년이 걸릴 걸 한 달로 당길 수 있다. 에너지의학을 도구로 만들어서 환자에게 렌트해주는 시대가 오면 참 좋겠다. 의사의 역할은 환자의 독으로 얼어붙은 세포의 돌을 깨고 환자는 부작용 없는 에너지를 채워가고 이것은 환상의 계획이다. 이 시대에 꼭 필요한 에너지 의학이 명의를 만들 수 있기를 기대한다. 모두 열 번의 방문을 통하여서 환자의 프로그램이 복원되기 시작하는 걸 본다.

체내의 39조마리의 미생물이 활동하도록 에너지를 넣어주고 Brain-gut axis의 축에 에너지가 공급되기 시작하면 우리 몸의 각 부분 부분에 에너지가 공급되기 시작한다. 전하와 전자와 자기장의 회복정보가 신경망을 통해 공명의 상태로 전달되기 시작하면서 공명의 에너지가 환자들의 망가진 프로그램을 복구하기 시작한다. 또 다시 뉴튼식 더하기에 들어가서 병원 올 때마다 한 시간 반의 치료를 일주일에 한 번씩이면 모두15시간. 하지만 5G를 너머 6G에 들어가 보면 시간은 우리가 조절한다.

부작용 없는 에너지성형, 하루면 끝날 일이다.
30일간의 수술방의 이야기 1, 2, 3… 계속 출간예정인데 우리가 완치 진단서를 받는 게 책을 쓰는 동안 가능하다. 녹내장의 완치진단서와 치매의 완치 진단서 등등이 다음의 책에 실릴 것을 기대하고 있다. 줄기세포의 게이트가 열렸고 에너지의학의 시작점에 서 있다.

에너지성형의 시작이다. 새로운 의학의 플랫폼을 기대한다. 세계는 전자약으로 옷 입은 신경계의 복원을 이야기하고 있으나 우리는 인체를 하나로 보고싶다. 내 몸을 스스로 복원하는 능력의 극대화를 통하여 세포를 깨워 주고 싶다. 세포가 살아나서 분자운동으로 아원자의 파동이 살아나는 데는 그리 복잡하지 않다. 시작점을 걸어주면 스스로 복원하기 시작한다. 진정 예뻐지고, 젊어지고, 날씬해지는 성형을 원한다면 이 시대에 잃어버린 에너지를 함께 채워야 한다.

References

https://news.iu.edu/stories/2020/05/iu/releases/18-research-shows-elec-troceu
tical-fabric-eliminates-coronaviruses-on-contact.html
https://www.eurekalert.org/pub_releases/2020-04/puos-scl042720.php
https://engineering.case.edu/news/carbon-yarn-taps-nerves-electroceuti-cal-treatments-and-diagnostics
https://www.nature.com/articles/511018a.pdf?origin=ppub
https://spectrum.ieee.org/the-human-os/biomedical/bionics/electronic-bloodvessel
ttps://www.cell.com/matter/fulltext/S2590-2385(20)30493-8?_returnURL=https%3A%2F%2Flinkinghub.elsevier.com%2Fretrieve%2Fpii%2FS2590238520304938%3Fshowall%3Dtrue
https://www.sciencedaily.com/releases/2020/10/201001113634.htm
https://www.sciencedaily.com/releases/2019/08/190812102857.htm
https://www.sciencedaily.com/releases/2018/08/180817150308.htm
https://www.sciencedaily.com/releases/2017/10/171023145547.htm
https://www.idtechex.com/en/research-article/six-firsts-in-electroceuti-cal-approvals-of-2019/17604
https://www.theengineer.co.uk/electroceutical-bandages-wounds/
https://pubs.acs.org/doi/abs/10.1021/acsabm.9b00303
https://pubs.acs.org/doi/10.1021/acs.chemmater.9b04962
https://advances.sciencemag.org/content/7/14/eabf6855
https://pubs.rsc.org/en/content/articlelanding/2021/SC/D0SC06283A#!divAbstract
https://onlinelibrary.wiley.com/doi/10.1002/marc.202000188
https://www.sciencedirect.com/science/article/abs/pii/S1742706120305535?via%3Dihub
https://www.sciencedirect.com/science/article/pii/S2211715620300448?via%3Dihub
https://neuroeng.ethz.ch/research/bioelectronics.html
https://pubs.acs.org/doi/10.1021/acsbiomaterials.8b01488
https://pubs.acs.org/doi/10.1021/acsabm.0c00876
https://www.sciencedirect.com/science/article/abs/pii/S0925400520311710?via%3Dihub
https://www.sciencedirect.com/science/article/abs/pii/S0378517320306852?via%3Dihub
https://vcresearch.berkeley.edu/news/sprinkling-neural-dust-opens-door-electroceuticals
https://www.cell.com/neuron/fulltext/S0896-6273(16)30344-0
http://carmenalab.org/
https://maharbizgroup.wordpress.com/

https://www.newyorker.com/magazine/2021/05/10/persuading-the-body-to-regenerate-its-limbs
https://time.com/5709245/bioelectronic-medicine-treatments/
https://www.sciencedirect.com/science/article/pii/B9780128180846000143
https://spectrum.ieee.org/semiconductors/devices/these-3-electroceuticals-could-help-you-heal-faster
https://www.scientificamerican.com/article/electroceuticals/
https://www.yna.co.kr/view/AKR20190307158500980
https://news.joins.com/article/18940295
https://biz.chosun.com/site/data/html_dir/2016/10/31/2016103100053
https://medicalxpress.com/news/2021-02-electroceutical-drastically-high-risk-preterm-labor
http://www.medup.co.kr/news/articleView.html?idxno=50
https://biz.chosun.com/site/data/html_dir/2019/02/08/2019020800057.html?utm_source=naver&utm_medium=original&utm_campaign=biz
https://www.chosun.com/site/data/html_dir/2020/07/26/2020072600961.html?utm_source=naver&utm_medium=referral&utm_campaign=naver-news
https://www.docdocdoc.co.kr/news/articleView.html?idxno=2010116
http://www.hitnews.co.kr/news/articleView.html?idxno=32742
https://post.naver.com/viewer/postView.nhn?volumeNo=30954514&memberNo=42297178&vType=VERTICAL
https://www.hospimedica.com/critical-care/articles/294756201/electroceutical-device-eases-chronic-back-and-leg-pain.html
https://m.healthcaren.com/news/news_article_yong.jsp?mn_idx=347002
https://www.sciencetimes.co.kr/news/
https://time.com/5709245/bioelectronic-medicine-treatments/
https://journals.plos.org/plosmedicine/article?id=10.1371/journal.pmed.1003348
https://pubmed.ncbi.nlm.nih.gov/24764037/
https://pubmed.ncbi.nlm.nih.gov/27097915/
https://pubmed.ncbi.nlm.nih.gov/25959571/
https://www.imi.europa.eu/projects-results/project-factsheets/abiriskref:end
https://www.sciencedirect.com/science/article/abs/pii/S0731708508005001?via%3Dihub
https://www.frontiersin.org/articles/10.3389/fneur.2017.00305/full
https://www.sciencedirect.com/science/article/abs/pii/S0022175916300047?via%3Dihub
https://www.jni-journal.com/article/S0165-5728(18)30332-1/fulltext
https://www.nature.com/articles/tpj201318
https://onlinelibrary.wiley.com/doi/book/10.1002/9781118032985
https://www.nature.com/articles/nrg2813
https://journals.lww.com/epidem/Fulltext/2011/07000/Direct_and_Indirect_Effects_in_a_Survival_Context.24.aspx

https://jamanetwork.com/journals/jama/fullarticle/896649
https://gut.bmj.com/content/63/8/1258
https://n.neurology.org/content/65/1/48
https://ard.bmj.com/content/72/12/1947
https://academic.oup.com/rheumatology/article/53/2/213/1835577
https://ard.bmj.com/content/77/10/1463
https://www.frontiersin.org/articles/10.3389/fimmu.2018.01764/full
https://www.cell.com/immunity/fulltext/S1074-7613(14)00303-3?_returnURL=https%3A%2F%2Flinkinghub.elsevier.com%2Fretrieve%2Fpii%2FS1074761314003033%3Fshowall%3Dtrue
https://www.cell.com/cell/fulltext/S0092-8674(19)30898-0?_returnURL=https%3A%2F%2Flinkinghub.elsevier.com%2Fretrieve%2Fpii%2FS0092867419308980%3Fshowall%3Dtrue
https://science.sciencemag.org/content/359/6371/91
https://www.cell.com/cell/fulltext/S0092-8674(17)30107-1?_returnURL=https%3A%2F%2Flinkinghub.elsevier.com%2Fretrieve%2Fpii%2FS0092867417301071%3Fshowall%3Dtrue
https://www.cell.com/immunity/fulltext/S1074-7613(19)30247-X?_returnURL=https%3A%2F%2Flinkinghub.elsevier.com%2Fretrieve%2Fpii%2FS107476131930247X%3Fshowall%3Dtrue
https://ard.bmj.com/content/72/12/1897
https://onlinelibrary.wiley.com/doi/full/10.1002/art.21830
https://journals.sagepub.com/doi/10.1177/1352458513498635
https://journals.sagepub.com/doi/10.1177/1352458513515086
https://www.sciencedirect.com/science/article/abs/pii/S0049017218301768?via%3Dihub
https://www.liebertpub.com/doi/10.1089/jir.2016.0054
https://journals.plos.org/plosone/article?id=10.1371/journal.pone.0162752
https://www.sciencedirect.com/science/article/abs/pii/S1359610118301230?via%3Dihub
https://www.cell.com/immunity/fulltext/S1074-7613(13)00464-0?_returnURL=https%3A%2F%2Flinkinghub.elsevier.com%2Fretrieve%2Fpii%2FS1074761313004640%3Fshowall%3Dtrue
https://www.pnas.org/content/114/9/2319
https://www.cell.com/immunity/fulltext/S1074-7613(00)80046-1?_returnURL=https%3A%2F%2Flinkinghub.elsevier.com%2Fretrieve%2Fpii%2FS1074761300800461%3Fshowall%3Dtrue
https://www.nature.com/articles/ejhg2012278
https://journals.plos.org/plosone/article?id=10.1371/journal.pone.0160970
https://www.sciencedirect.com/science/article/abs/pii/S0008874916300053?via%3Dihub
https://www.gastrojournal.org/article/S0016-5085(19)41414-5/fulltext?referrer=https%3A%2F%2Fjournals.plos.org%2F
https://journals.sagepub.com/doi/10.1177/1352458518763089

https://journals.plos.org/plosone/article?id=10.1371/journal.pone.0195325
https://www.nature.com/articles/s41467-018-04732-5
https://academic.oup.com/g3journal/article/7/8/2595/6031519
https://journals.plos.org/plosone/article?id=10.1371/journal.pone.0029819
https://www.sciencedirect.com/science/article/abs/pii/S07ㅋ
1708515303046?via%3Dihub
https://www.ema.europa.eu/en/immunogenicity-assessment-biotechnology-derived-therapeutic-proteins#document-history%E2%80%94revision-1-(current-version)-section
https://journals.plos.org/plosone/article?id=10.1371/journal.pone.0162316
https://www.thelancet.com/journals/langas/article/PIIS2468-1253(19)30012-3/fulltext
https://www.nature.com/articles/nrrheum.2013.4
https://ard.bmj.com/content/76/6/1078
https://www.dovepress.com/correlations-between-immunogenicity-drug-levels-and-disease-activity-i-peer-reviewed-fulltext-article-BTT
https://www.sciencedirect.com/science/article/pii/S1297319X16301014?via%3Dihub
https://link.springer.com/article/10.1007%2Fs10067-017-3848-6
https://link.springer.com/article/10.1007%2Fs40259-017-0231-8
https://journals.plos.org/plosone/article?id=10.1371/journal.pone.0170395
https://www.nature.com/articles/496159a
https://www.nature.com/articles/nn.2739
https://www.nature.com/articles/nature06445
https://rupress.org/jem/article/209/6/1057/41310/Neural-reflexes-in-inflammation-and-immunityReflex
https://pubmed.ncbi.nlm.nih.gov/23515075/
https://journals.plos.org/plosone/article?id=10.1371/journal.pone.0034292
https://onlinelibrary.wiley.com/doi/abs/10.1002/anie.201201656
https://pubs.acs.org/doi/10.1021/nn4012847
https://www.nature.com/articles/nmeth.1993
https://www.sciencedirect.com/science/article/pii/B9780128180846000143
https://www.eurekalert.org/pub_releases/2021-02/nrco-doa022521.php
https://neuroeng.ethz.ch/research/bioelectronics.html
https://www.marketsandmarkets.com/Market-Reports/electroceutical-market-222053956.html
https://www.frontiersin.org/articles/10.3389/fphys.2017.00627/full
https://link.springer.com/article/10.1007/s00441-012-1329-4
https://onlinelibrary.wiley.com/doi/full/10.1111/j.1440-169X.2011.01323.x
https://anatomypubs.onlinelibrary.wiley.com/doi/full/10.1002/dvdy.1158
https://onlinelibrary.wiley.com/doi/full/10.1111/j.1365-313X.2008.03715.x
https://www.sciencedirect.com/science/article/abs/pii/S0021997509003624?via%3Dihub
https://europepmc.org/article/med/26192738

https://www.tandfonline.com/doi/full/10.4161/psb.23009
https://journals.plos.org/plosone/article?id=10.1371/journal.pone.0089239
https://royalsocietypublishing.org/doi/10.1098/rsta.2015.0148
https://www.nature.com/articles/235109a0
https://www.pnas.org/content/103/51/19535
https://www.sciencedirect.com/science/article/abs/pii/S1369526600001369?via%3Dihub
https://www.nrronline.org/article.asp?issn=1673-5374;year=2015;volume=10;issue=12;spage=1901;epage=1905;aulast=Bessonov
https://www.cell.com/cell/fulltext/S0092-8674(08)00141-4?_returnURL=https%3A%2F%2Flinkinghub.elsevier.com%2Fretrieve%2Fpii%2FS0092867408001414%3Fshowall%3Dtrue
https://onlinelibrary.wiley.com/doi/abs/10.1002/jez.1402310209
https://www.pnas.org/content/74/10/4528
https://onlinelibrary.wiley.com/doi/abs/10.1002/jez.1402000310
https://onlinelibrary.wiley.com/doi/abs/10.1002/jez.1402070206
https://onlinelibrary.wiley.com/doi/abs/10.1002/jez.1402090106
https://onlinelibrary.wiley.com/doi/abs/10.1002/jez.1402090304
https://www.embopress.org/doi/full/10.1093/emboj/20.6.1289
https://academic.oup.com/icb/article/27/2/675/117527
https://www.nature.com/articles/nrcardio.2010.165
https://www.jstor.org/stable/19431
https://www.ncbi.nlm.nih.gov/pmc/articles/PMC2601728/
https://www.journals.uchicago.edu/doi/10.1086/394488
https://www.pnas.org/content/25/6/284
https://bsapubs.onlinelibrary.wiley.com/doi/abs/10.1002/j.1537-2197.1944.tb08028.x
https://www.sciencedirect.com/science/article/abs/pii/S0031018212000302?via%3Dihub
https://www.sciencedirect.com/science/article/abs/pii/S0531556500002394?via%3Dihub
https://journals.physiology.org/doi/full/10.1152/ajpcell.00360.2001
https://link.springer.com/chapter/10.1007/978-1-4020-3694-1_21
https://www.ecmjournal.org/papers/vol006/pdf/v006a07.pdf
https://www.frontiersin.org/articles/10.3389/fpls.2014.00208/full
https://www.sciencedirect.com/science/article/abs/pii/001216069190239Y?via%3Dihub
https://www.nature.com/articles/500404a
https://academic.oup.com/aob/article/90/5/549/204983
https://academic.oup.com/jxb/article/63/9/3325/582466
https://onlinelibrary.wiley.com/doi/abs/10.1111/j.1365-3040.1987.tb01844.x
https://www.cell.com/trends/cell-biology/fulltext/S0962-8924(06)00357-6?_returnURL=https%3A%2F%2Flinkinghub.elsevier.com%2Fretrieve%2Fpii%

2FS0962892406003576%3Fshowall%3Dtrue
http://www.ijdb.ehu.es/web/paper/8292536/polar-ionic-currents-around-
embryos-of-lymnaea-stagnalis-during-gastrulation-and-organogenesis
https://nph.onlinelibrary.wiley.com/doi/10.1111/j.1469-8137.2003.01018.x
https://www.cell.com/cell/fulltext/S0092-8674(08)00200-6?_returnURL=ht
tps%3A%2F%2Flinkinghub.elsevier.com%2Fretrieve%2Fpii%2FS009286740800
2006%3Fshowall%3Dtrue
https://casesjournal.biomedcentral.com/arti-
cles/10.4076/1757-1626-2-8706
https://stm.sciencemag.org/content/6/265/265sr6
https://www.mdpi.com/1422-0067/16/11/26065
https://cdnsciencepub.com/doi/10.1139/b63-068
https://journals.biologists.com/dev/article/143/24/4582/47652/Early-bio-
electric-activities-mediate-redox
https://www.jaad.org/article/S0190-9622(07)01598-8/fulltext
https://facultyopinions.com/prime/reports/b/6/37/
https://onlinelibrary.wiley.com/doi/full/10.1111/iwj.12194
https://www.ahajournals.org/doi/10.1161/CIRCGENETICS.110.957795
https://onlinelibrary.wiley.com/doi/full/10.1111/j.1365-3040.2006.01614.x
https://academic.oup.com/jxb/article/58/11/2827/611455
https://academic.oup.com/plcell/article/21/7/2118/6095448
https://www.sciencedirect.com/science/article/abs/pii/
S0098847214001634?via%3Dihub
https://journals.biologists.com/dev/article/144/3/357/48258/Trends-in-
tissue-repair-and-regeneration
https://ieeexplore.ieee.org/document/5217888
https://link.springer.com/article/10.1007%2Fs13205-012-0089-x
https://www.ahajournals.org/doi/10.1161/CIRCGENETICS.110.957795
https://onlinelibrary.wiley.com/doi/full/10.1111/j.1365-3040.2006.01614.x
https://academic.oup.com/jxb/article/58/11/2827/611455
https://academic.oup.com/plcell/article/21/7/2118/6095448
https://www.sciencedirect.com/science/article/abs/pii/
S0098847214001634?via%3Dihub
https://journals.biologists.com/dev/article/144/3/357/48258/Trends-in-
tissue-repair-and-regeneration
https://ieeexplore.ieee.org/document/5217888
https://link.springer.com/article/10.1007%2Fs13205-012-0089-x
https://academic.oup.com/aob/article-abstract/60/4/399/207863?redirected
From=fulltext
https://link.springer.com/chapter/10.1007/978-1-4613-1159-1_12
https://academic.oup.com/jxb/article-abstract/36/7/1134/436948?redirecte
dFrom=fulltext
https://onlinelibrary.wiley.com/doi/abs/10.1002/bies.950030109
https://www.sciencedirect.com/science/article/abs/pii/

S0764446900001074?via%3Dihub
https://link.springer.com/article/10.1007%2Fs13311-015-0415-1
https://www.ingentaconnect.com/content/asp/jnn/2005/00000005/00000001/art00005?token=005d186192153ac93f582f206d3f6a4b4b6e6e42576b39272c5f7b3d6d383a4b3b2545497b427a6c6a2d2c7466564
https://onlinelibrary.wiley.com/doi/abs/10.1111/wrr.12245
https://physoc.onlinelibrary.wiley.com/doi/full/10.1113/jphysiol.2011.213033
https://rupress.org/jgp/article/86/6/853/27433/Ba2-unmasks-K-modulation-of-the-Na-K-pump-in-the
https://www.hindawi.com/journals/cridm/2015/576580/
https://www.magonlinelibrary.com/doi/abs/10.12968/jowc.2015.24.12.572
https://www.liebertpub.com/doi/10.1089/wound.2015.0663
https://academic.oup.com/plphys/article-abstract/100/2/614/6085989?redirectedFrom=fulltext
https://link.springer.com/article/10.1007%2Fs00586-008-0729-3
https://www.sciencedirect.com/science/article/pii/S0012160607016089?via%3Dihub
https://anatomypubs.onlinelibrary.wiley.com/doi/full/10.1002/ar.b.20082
https://link.springer.com/article/10.1007%2Fs00402-014-2014-8
https://www.nature.com/articles/nrn1957
https://www.nature.com/articles/nature20571
https://www.sciencedirect.com/science/article/abs/pii/S0142961210011336?via%3Dihub
https://pubmed.ncbi.nlm.nih.gov/?Db=pubmed&Cmd=ShowDetailView&TermToSearch=1618158
https://www.liebertpub.com/doi/full/10.1089/wound.2013.0446
https://journals.biologists.com/dev/article/114/4/985/37248/Evidence-of-a-role-for-endogenous-electrical
https://journals.biologists.com/dev/article/143/9/1442/47902/Plant-regeneration-cellular-origins-and-molecular
https://academic.oup.com/plcell/article/25/9/3159/6097899
https://europepmc.org/article/med/4048802
https://iopscience.iop.org/article/10.1088/0143-0815/1/1/007/meta
https://royalsocietypublishing.org/doi/10.1098/rstb.1981.0160
https://www.sciencedirect.com/science/article/pii/S001216069690216X?via%3Dihub
https://www.cell.com/trends/neurosciences/fulltext/S0166-2236(10)00022-6?_returnURL=https%3A%2F%2Flinkinghub.elsevier.com%2Fretrieve%2Fpii%2FS0166223610000226%3Fshowall%3Dtrue
https://journals.lww.com/aswcjournal/Abstract/2007/04000/Treatment_of_Ischemic_Wounds_with_Noncontact,.11.aspx
https://openmicrobiologyjournal.com/VOLUME/8/PAGE/15/

https://academic.oup.com/milmed/article/181/suppl_5/184/4209468
https://www.liebertpub.com/doi/10.1089/wound.2013.0459
https://www.sciencedirect.com/science/article/abs/pii/S1047965115000492?via%3Dihub
https://www.ahajournals.org/doi/10.1161/STROKEAHA.116.013791
https://www.liebertpub.com/doi/10.1089/wound.2013.0448
https://www.liebertpub.com/doi/abs/10.1089/ten.TEA.2013.0012
https://onlinelibrary.wiley.com/doi/full/10.1002/reg2.59
https://bmcdevbiol.biomedcentral.com/articles/10.1186/s12861-015-0051-3
https://onlinelibrary.wiley.com/doi/abs/10.1111/wrr.12284
https://www.journals.uchicago.edu/doi/10.1086/physzool.28.4.30152195
https://journals.lww.com/aswcjournal/Abstract/2015/05000/Pulsed_Electromagnetic_Field_Therapy_Promotes.7.aspx
https://www.sciencedirect.com/science/article/abs/pii/S0531556500002345?via%3Dihub
https://bmcbiol.biomedcentral.com/articles/10.1186/s12915-016-0308-8
https://www.nature.com/articles/srep18353
https://onlinelibrary.wiley.com/doi/abs/10.1002/bem.10104

Ardhendu Kundu, Sathish Vangaru, Somnath Bhattacharyya, Amirul I. Mallick, Bhaskar Gupta, Electromagnetic Irradiation Evokes Physiological and Molecular Alterations in Rice, Bioelectromagnetics, 10.1002/bem.22319, 42, 2, (173-185), (2021).
Dmitry Ermakov, Alexander Ermakov, Memetic approach to cultural evolution, Biosystems, 10.1016/j.biosystems.2021.104378, 204, (104378), (2021).
Bintian Zhang, Weisi Song, Jesse Brown, Robert J. Nemanich, Stuart Lindsay, Electronic Conductance Resonance in non-Redox Proteins, Journal of the American Chemical Society, 10.1021/jacs.0c01805, (2020).
Larisa S. Litvinova, Olga G. Khaziakhmatova, Valeria V. Shupletsova, Kristina A. Yurova, Vladimir V. Malashchenko, Egor O. Shunkin, Pavel A. Ivanov, Ekaterina G. Komarova, Valentina V. Chebodaeva, Ekaterina D. Porokhova, Elena A. Gereng, Igor A. Khlusov, Calcium Phosphate Coating Prepared by Microarc Oxidation Affects hTERT Expression, Molecular Presentation, and Cytokine Secretion in Tumor-Derived Jurkat T Cells, Materials, 10.3390/ma13194307, 13, 19, (4307), (2020).
J. Pr cha, J. Skopalik, V. Socha, L. Hanáková, L. Knopfová, K. Hána, Two types of high inductive electromagnetic stimulation and their different effects on endothelial cells, Physiological Research, 10.33549/physiolres.933998, (611-622), (2019).
N Fani, M Hajinasrollah, MH Asghari Vostikolaee, M Baghaban Eslaminejad, F Mashhadiabbas, N Tongas, M Rasoulianboroujeni, A Yadegari, KF Ede, M

Tahriri, L Tayebi, Influence of conductive PEDOT:PSS in a hard tissue scaffold: In vitro and in vivo study, Journal of Bioactive and Compatible Polymers, 10.1177/0883911519881720, (088391151988172), (2019).
Miguel López-Lázaro, The stem cell division theory of cancer, Critical Reviews in Oncology/Hematology, 10.1016/j.critrevonc.2018.01.010, 123, (95-113), (2018).
Krzysztof Marycz, K. Kornicka, M. Röcken, Static Magnetic Field (SMF) as a Regulator of Stem Cell Fate – New Perspectives in Regenerative Medicine Arising from an Underestimated Tool, Stem Cell Reviews and Reports, 10.1007/s12015-018-9847-4, 14, 6, (785-792), (2018).
Xiaobin Huang, Ritopa Das, Avi Patel, Thanh Duc Nguyen, Physical Stimulations for Bone and Cartilage Regeneration, Regenerative Engineering and Translational Medicine, 10.1007/s40883-018-0064-0, 4, 4, (216-237), (2018).
Justyna Maliszewska, Patrycja Marciniak, Hanna Kletkiewicz, Joanna Wyszkowska, Anna Nowakowska, Justyna Rogalska, Electromagnetic field exposure (50 Hz) impairs response to noxious heat in American cockroach, Journal of Comparative Physiology A, 10.1007/s00359-018-1264-2, 204, 6, (605-611), (2018).
Dominique Belpomme, Lennart Hardell, Igor Belyaev, Ernesto Burgio, David O. Carpenter, Thermal and non-thermal health effects of low intensity non-ionizing radiation: An international perspective, Environmental Pollution, 10.1016/j.envpol.2018.07.019, 242, (643-658), (2018).
Yanying Wang, Xiaodi Sun, Qingfu Wang, Jing Yang, Ping Gong, Yi Man, Jian Zhang, In vitro and in vivo evaluation of porous chitosan electret membrane for bone regeneration, Journal of Bioactive and Compatible Polymers, 10.1177/0883911518774814, 33, 4, (426-438), (2018).
Monireh Arjmand, Abdolreza Ardeshirylajimi, Hossein Maghsoudi, Esmaeel Azadian, Osteogenic differentiation potential of mesenchymal stem cells cultured on nanofibrous scaffold improved in the presence of pulsed electromagnetic field, Journal of Cellular Physiology, 10.1002/jcp.25962, 233, 2, (1061-1070), (2017).
Sheena E. B. Tyler, Nature's Electric Potential: A Systematic Review of the Role of Bioelectricity in Wound Healing and Regenerative Processes in Animals, Humans, and Plants, Frontiers in Physiology, 10.3389/fphys.2017.00627, 8, (2017).
Aleksandra Maziarz, Beata Kocan, Mariusz Bester, Sylwia Budzik, Marian Cholewa, Takahiro Ochiya, Agnieszka Banas, How electromagnetic fields can influence adult stem cells: positive and negative impacts, Stem Cell Research & Therapy, 10.1186/s13287-016-0312-5, 7, 1, (2016).
Sara Hassanpour Tamrin, Fatemeh Sadat Majedi, Mahdi Tondar, Amir Sanati-Nezhad, Mohammad Mahdi Hasani-Sadrabadi, Electromagnetic Fields and

Stem Cell Fate: When Physics Meets Biology, Reviews of Physiology, Biochemistry and Pharmacology, Vol. 171, 10.1007/112_2016_4, (63-97), (2016).
Hayk Harutyunyan, Vahe Mkrtchyan, Karine Sukiasyan, Gohar Sahakyan, Gayane Poghosyan, Ani Soghomonyan, Eugene Cherniavsky, Ekaterina Bondarenko, Vladimir Shkumatov, Effect of in vivo and in vitro exposure to electrostatic field on some hematological parameters in rats, Bioelectromagnetics, 10.1002/bem.22000, 37, 8, (513-526), (2016).
Michael Levin, T he E mbryonic O rigins of L eft- R ight A symmetry , Critical Reviews in Oral Biology & Medicine, 10.1177/154411130401500403, 15, 4, (197-206), (2016).
Jack Tuszynski, Cornelia Wenger, Douglas Friesen, Jordane Preto, An Overview of Sub-Cellular Mechanisms Involved in the Action of TTFields, International Journal of Environmental Research and Public Health, 10.3390/ijerph13111128, 13, 11, (1128), (2016).
Marisa Rio, Sharanya Bola, Richard H. W. Funk, Gerald Gerlach, Microfluidic measurement of cell motility in response to applied non-homogeneous DC electric fields, Journal of Sensors and Sensor Systems, 10.5194/jsss-5-237-2016, 5, 2, (237-243), (2016).
Douglas E. Friesen, Travis J.A. Craddock, Aarat P. Kalra, Jack A. Tuszynski, Biological wires, communication systems, and implications for disease, Biosystems, 10.1016/j.biosystems.2014.10.006, 127, (14-27), (2015).
Saber Sarbazvatan, Dariush Sardari, Nahid Taheri, Kamran Sepanloo, Response of single cell with acute angle exposed to an external electric field, Medical Engineering & Physics, 10.1016/j.medengphy.2015.08.002, 37, 10, (1015-1019), (2015).
Christina L. Ross, Mevan Siriwardane, Graça Almeida-Porada, Christopher D. Porada, Peter Brink, George J. Christ, Benjamin S. Harrison, The effect of low-frequency electromagnetic field on human bone marrow stem/progenitor cell differentiation, Stem Cell Research, 10.1016/j.scr.2015.04.009, 15, 1, (96-108), (2015).
Alexander V. Chervyakov, Andrey Yu. Chernyavsky, Dmitry O. Sinitsyn, Michael A. Piradov, Possible Mechanisms Underlying the Therapeutic Effects of Transcranial Magnetic Stimulation, Frontiers in Human Neuroscience, 10.3389/fnhum.2015.00303, 9, (2015).
GyuHyun Jin, Gi‐Hoon Yang, GeunHyung Kim, Tissue engineering bioreactor systems for applying physical and electrical stimulations to cells, Journal of Biomedical Materials Research Part B: Applied Biomaterials, 10.1002/jbm.b.33268, 103, 4, (935-948), (2014).
Xiaoning Yuan, Derya E. Arkonac, Pen-hsiu Grace Chao, Gordana Vunjak-Novakovic, Electrical stimulation enhances cell migration and integrative repair in

the meniscus, Scientific Reports, 10.1038/srep03674, 4, 1, (2014).
Armin Tahmasbi Rad, Naushad Ali, Hari Shankar R. Kotturi, Mostafa Yazdimamaghani, Jim Smay, Daryoosh Vashaee, Lobat Tayebi, Conducting scaffolds for liver tissue engineering, Journal of Biomedical Materials Research Part A, 10.1002/jbm.a.35080, 102, 11, (4169-4181), (2014).
John L. Spudich, A Molecular Voltmeter Based on Fluorescence Dynamics, Biophysical Journal, 10.1016/j.bpj.2013.12.029, 106, 3, (497-499), (2014).
Sheena E. B. Tyler, The Work Surfaces of Morphogenesis: The Role of the Morphogenetic Field, Biological Theory, 10.1007/s13752-014-0177-8, 9, 2, (194-208), (2014).
Jessica Mustard, Michael Levin, Bioelectrical Mechanisms for Programming Growth and Form: Taming Physiological Networks for Soft Body Robotics, Soft Robotics, 10.1089/soro.2014.0011, 1, 3, (169-191), (2014).
Shinji Yamaguchi, Naoya Aoki, Takaaki Kitajima, Yasushi Okamura, Koichi J Homma, Expression of the voltage-sensing phosphatase gene in the chick embryonic tissues and in the adult cerebellum, Communicative & Integrative Biology, 10.4161/19420889.2014.970502, 7, 5, (e9705021), (2014).
John Zimmerman, Ramya Parameswaran, Bozhi Tian, Nanoscale semiconductor devices as new biomaterials, Biomater. Sci., 10.1039/C3BM60280J, 2, 5, (619-626), (2014).
Nicolas Rouleau, Blake T. Dotta, Electromagnetic fields as structure-function zeitgebers in biological systems: environmental orchestrations of morphogenesis and consciousness, Frontiers in Integrative Neuroscience, 10.3389/fnint.2014.00084, 8, (2014).
Yi-Lin Wu, Shi-Rong Ma, Tao Peng, Zeng-Hui Teng, Xiang-Yan Liang, Guo-Zhen Guo, Hai-Feng Zhang, Kang-Chu Li, Effects of Pulsed Electromagnetic Field on Differentiation of HUES-17 Human Embryonic Stem Cell Line, International Journal of Molecular Sciences, 10.3390/ijms150814180, 15, 8, (14180-14190), (2014).Gérard Ledoigt, Dominique Belpomme, Cancer induction pathways and HF-EMF irradiation, Advances in Biological Chemistry, 10.4236/abc.2013.32023, 03, 02, (177-186), (2013).
G. Goodman, D. Bercovich, Electromagnetic induction between axons and their schwann cell myelin-protein sheaths, Journal of Integrative Neuroscience, 10.1142/S0219635213500295, 12, 04, (475-489), (2013).
GyuHyun Jin, GeunHyung Kim, The effect of sinusoidal AC electric stimulation of 3D PCL/CNT and PCL/β-TCP based bio-composites on cellular activities for bone tissue regeneration, Journal of Materials Chemistry B, 10.1039/c2tb00338d, 1, 10, (1439), (2013).
Mariano Bizzarri, Alessandro Palombo, Alessandra Cucina, Theoretical aspects of Systems Biology, Progress in Biophysics and Molecular Biology, 10.1016/j.

pbiomolbio.2013.03.019, 112, 1-2, (33-43), (2013).
Jonathan Wells, Robert J Marks II, Michael J Behe, William A Dembski, Bruce L Gordon, John C Sanford, undefined, Biological Information, 10.1142/9789814508728_0021, (474-488), (2013).
Vânia Blasques Bueno, Anielle Martins Silva, Leandro Ramos Souza Barbosa, Luiz Henrique Catalani, Érico Teixeira-Neto, Daniel Reinaldo Cornejo, Denise Freitas Siqueira Petri, Hybrid composites of xanthan and magnetic nanoparticles for cellular uptake, Chemical Communications, 10.1039/c3cc42277a, 49, 85, (9911), (2013).
Paulo Vale, Can solar/geomagnetic activity restrict the occurrence of some shellfish poisoning outbreaks? The example of PSP caused by Gymnodinium catenatum at the Atlantic Portuguese coast, Biophysics, 10.1134/S0006350913040179, 58, 4, (554-567), (2013).
Dany S. Adams, Michael Levin, Endogenous voltage gradients as mediators of cell-cell communication: strategies for investigating bioelectrical signals during pattern formation, Cell and Tissue Research, 10.1007/s00441-012-1329-4, 352, 1, (95-122), (2012).
Ben Greenebaum, Induced electric field and current density patterns in bone fractures, Bioelectromagnetics, 10.1002/bem.21722, 33, 7, (585-593), (2012).
Nathalie Barroca, Paula M. Vilarinho, Maria Helena V. Fernandes, Pankaj Sharma, Alexei Gruverman, Stability of electrically induced-polarization in poly (L-lactic) acid for bone regeneration, Applied Physics Letters, 10.1063/1.4729619, 101, 2, (023701), (2012).
Alexis Mari Pietak, Structural evidence for electromagnetic resonance in plant morphogenesis, Biosystems, 10.1016/j.biosystems.2012.01.009, 109, 3, (367-380), (2012).
Marine Ecosystem Electrotherapy, Innovative Methods of Marine Ecosystem Restoration, 10.1201/b14314, (263-290), (2012).
B. J. Rodriguez, S. V. Kalinin, KPFM and PFM of Biological Systems, Kelvin Probe Force Microscopy, 10.1007/978-3-642-22566-6_12, (243-287), (2012).
Peter W. Barlow, Moon and Cosmos: Plant Growth and Plant Bioelectricity, Plant Electrophysiology, 10.1007/978-3-642-29110-4, (249-280), (2012).
Christopher A. Fraker, Camillo Ricordi, Luca Inverardi, Juan Domínguez‐Bendala, Oxygen: a master regulator of pancreatic development?, Biology of the Cell, 10.1042/BC20080178, 101, 8, (431-440), (2012).
Najmuddin J. Gunja, Divya Dujari, Andrew Chen, Alba Luengo, Jason V. Fong, Clark T. Hung, Migration responses of outer and inner meniscus cells to applied direct current electric fields, Journal of Orthopaedic Research, 10.1002/jor.21489, 30, 1, (103-111), (2011).
Michal Cifra, Jeremy Z. Fields, Ashkan Farhadi, Electromagnetic cellular in-

Occurrence of Apoptosis in Developing Follicles Exposed to Low Frequency Electromagnetic Field in Rat Ovary, Pakistan Journal of Biological Sciences, 10.3923/pjbs.2007.4413.4419, 10, 24, (4413-4419), (2007).
Y.R. Ahuja, V. Vijayalakshmi, K. Polasa, Stem cell test: A practical tool in toxicogenomics, Toxicology, 10.1016/j.tox.2006.11.060, 231, 1, (1-10), (2007).
Brian Reid, Richard Nuccitelli, Min Zhao, Non-invasive measurement of bioelectric currents with a vibrating probe, Nature Protocols, 10.1038/nprot.2007.91, 2, 3, (661-669), (2007).
References, Principles of Regenerative Biology, 10.1016/B978-012369439-3/50018-0, (325-369), (2007).
B. Greenebaum, Betty F. Sisken, Does direction of induced electric field or current provide a test of mechanism involved in nerve regeneration?, Bioelectromagnetics, 10.1002/bem.20331, 28, 6, (488-492), (2007).
Shinji Komazaki, Kazuhiro Takano, Induction of increase in intracellular calcium concentration of embryonic cells and acceleration of morphogenetic cell movements during amphibian gastrulation by a 50‐Hz magnetic field, Journal of Experimental Zoology Part A: Ecological Genetics and Physiology, 10.1002/jez.a.359, 307A, 3, (156-162), (2007).
Michael Levin, Gap junctional communication in morphogenesis, Progress in Biophysics and Molecular Biology, 10.1016/j.pbiomolbio.2007.03.005, 94, 1-2, (186-206), (2007).
Yury P. Limansky, Serge A. Gulyar, Ivan Z. Samosyuk, Scientific basis of acupuncture, Kontakt, 10.32725/kont.2007.060, 9, 2, (391-402), (2007).
Dany S. Adams, Alessio Masi, Michael Levin, H+ pump-dependent changes in membrane voltage are an early mechanism necessary and sufficient to induce Xenopus tail regeneration , Development, 10.1242/dev.02812, 134, 7, (1323-1335), (2007).
Michael Levin, Is the early left‐right axis like a plant, a kidney, or a neuron? The integration of physiological signals in embryonic asymmetry, Birth Defects Research Part C: Embryo Today: Reviews, 10.1002/bdrc.20078, 78, 3, (191-223), (2006).
Naoko Ogawa, Hiromasa Oku, Koichi Hashimoto, Masatoshi Ishikawa, A physical model for galvanotaxis of Paramecium cell, Journal of Theoretical Biology, 10.1016/j.jtbi.2006.02.021, 242, 2, (314-328), (2006).
F. Bistolfi, Evidence of interlinks between bioelectromagnetics and biomechanics: from biophysics to medical physics, Physica Medica, 10.1016/S1120-1797(06)80002-5, 22, 3, (71-95), (2006).
Michael Levin, Gennady A. Buznikov, Jean M. Lauder, Of Minds and Embryos: Left-Right Asymmetry and the Serotonergic Controls of Pre-Neural Morphogenesis, Developmental Neuroscience, 10.1159/000091915, 28, 3, (171-185),

(2006).
David Roux, Alain Vian, Sébastien Girard, Pierre Bonnet, Françoise Paladian, Eric Davies, Gérard Ledoigt, Electromagnetic fields (900 MHz) evoke consistent molecular responses in tomato plants, Physiologia Plantarum, 10.1111/j.1399-3054.2006.00740.x, 128, 2, (283-288), (2006).
O. Arias - Carrión, L. Verdugo - Díaz, A. Feria - Velasco, D. Millán - Aldaco, A.A. Gutiérrez, A. Hernández - Cruz, R. Drucker - Colín, Neurogenesis in the subventricular zone following transcranial magnetic field stimulation and nigrostriatal lesions, Journal of Neuroscience Research, 10.1002/jnr.20235, 78, 1, (16-28), (2004).
Michael Levin, Motor protein control of ion flux is an early step in embryonic left–right asymmetry, BioEssays, 10.1002/bies.10339, 25, 10, (1002-1010), (2003).
Ardhendu Kundu, Sathish Vangaru, Somnath Bhattacharyya, Amirul I. Mallick, Bhaskar Gupta, Electromagnetic Irradiation Evokes Physiological and Molecular Alterations in Rice, Bioelectromagnetics, 10.1002/bem.22319, 42, 2, (173-185), (2021).
Dmitry Ermakov, Alexander Ermakov, Memetic approach to cultural evolution, Biosystems, 10.1016/j.biosystems.2021.104378, 204, (104378), (2021).
Bintian Zhang, Weisi Song, Jesse Brown, Robert J. Nemanich, Stuart Lindsay, Electronic Conductance Resonance in non-Redox Proteins, Journal of the American Chemical Society, 10.1021/jacs.0c01805, (2020).
Larisa S. Litvinova, Olga G. Khaziakhmatova, Valeria V. Shupletsova, Kristina A. Yurova, Vladimir V. Malashchenko, Egor O. Shunkin, Pavel A. Ivanov, Ekaterina G. Komarova, Valentina V. Chebodaeva, Ekaterina D. Porokhova, Elena A. Gereng, Igor A. Khlusov, Calcium Phosphate Coating Prepared by Microarc Oxidation Affects hTERT Expression, Molecular Presentation, and Cytokine Secretion in Tumor-Derived Jurkat T Cells, Materials, 10.3390/ma13194307, 13, 19, (4307), (2020).
J. Pr cha, J. Skopalik, V. Socha, L. Hanáková, L. Knopfová, K. Hána, Two types of high inductive electromagnetic stimulation and their different effects on endothelial cells, Physiological Research, 10.33549/physiolres.933998, (611-622), (2019).
N Fani, M Hajinasrollah, MH Asghari Vostikolaee, M Baghaban Eslaminejad, F Mashhadiabbas, N Tongas, M Rasoulianboroujeni, A Yadegari, KF Ede, M Tahriri, L Tayebi, Influence of conductive PEDOT:PSS in a hard tissue scaffold: In vitro and in vivo study, Journal of Bioactive and Compatible Polymers, 10.1177/0883911519881720, (088391151988172), (2019).
Miguel López-Lázaro, The stem cell division theory of cancer, Critical Reviews in Oncology/Hematology, 10.1016/j.critrevonc.2018.01.010, 123, (95-113),

(2018).
Krzysztof Marycz, K. Kornicka, M. Röcken, Static Magnetic Field (SMF) as a Regulator of Stem Cell Fate – New Perspectives in Regenerative Medicine Arising from an Underestimated Tool, Stem Cell Reviews and Reports, 10.1007/s12015-018-9847-4, 14, 6, (785-792), (2018).
Xiaobin Huang, Ritopa Das, Avi Patel, Thanh Duc Nguyen, Physical Stimulations for Bone and Cartilage Regeneration, Regenerative Engineering and Translational Medicine, 10.1007/s40883-018-0064-0, 4, 4, (216-237), (2018).
Justyna Maliszewska, Patrycja Marciniak, Hanna Kletkiewicz, Joanna Wyszkowska, Anna Nowakowska, Justyna Rogalska, Electromagnetic field exposure (50 Hz) impairs response to noxious heat in American cockroach, Journal of Comparative Physiology A, 10.1007/s00359-018-1264-2, 204, 6, (605-611), (2018).
Dominique Belpomme, Lennart Hardell, Igor Belyaev, Ernesto Burgio, David O. Carpenter, Thermal and non-thermal health effects of low intensity non-ionizing radiation: An international perspective, Environmental Pollution, 10.1016/j.envpol.2018.07.019, 242, (643-658), (2018).
Yanying Wang, Xiaodi Sun, Qingfu Wang, Jing Yang, Ping Gong, Yi Man, Jian Zhang, In vitro and in vivo evaluation of porous chitosan electret membrane for bone regeneration, Journal of Bioactive and Compatible Polymers, 10.1177/0883911518774814, 33, 4, (426-438), (2018).
Monireh Arjmand, Abdolreza Ardeshirylajimi, Hossein Maghsoudi, Esmaeel Azadian, Osteogenic differentiation potential of mesenchymal stem cells cultured on nanofibrous scaffold improved in the presence of pulsed electromagnetic field, Journal of Cellular Physiology, 10.1002/jcp.25962, 233, 2, (1061-1070), (2017).
Sheena E. B. Tyler, Nature's Electric Potential: A Systematic Review of the Role of Bioelectricity in Wound Healing and Regenerative Processes in Animals, Humans, and Plants, Frontiers in Physiology, 10.3389/fphys.2017.00627, 8, (2017).
Aleksandra Maziarz, Beata Kocan, Mariusz Bester, Sylwia Budzik, Marian Cholewa, Takahiro Ochiya, Agnieszka Banas, How electromagnetic fields can influence adult stem cells: positive and negative impacts, Stem Cell Research & Therapy, 10.1186/s13287-016-0312-5, 7, 1, (2016).
Sara Hassanpour Tamrin, Fatemeh Sadat Majedi, Mahdi Tondar, Amir Sanati-Nezhad, Mohammad Mahdi Hasani-Sadrabadi, Electromagnetic Fields and Stem Cell Fate: When Physics Meets Biology, Reviews of Physiology, Biochemistry and Pharmacology, Vol. 171, 10.1007/112_2016_4, (63-97), (2016).
Hayk Harutyunyan, Vahe Mkrtchyan, Karine Sukiasyan, Gohar Sahakyan, Gayane Poghosyan, Ani Soghomonyan, Eugene Cherniavsky, Ekaterina Bondarenko, Vladimir Shkumatov, Effect of in vivo and in vitro exposure to electrostatic

field on some hematological parameters in rats, Bioelectromagnetics, 10.1002/bem.22000, 37, 8, (513-526), (2016).
Michael Levin, T he E mbryonic O rigins of L eft- R ight A symmetry , Critical Reviews in Oral Biology & Medicine, 10.1177/154411130401500403, 15, 4, (197-206), (2016).
Jack Tuszynski, Cornelia Wenger, Douglas Friesen, Jordane Preto, An Overview of Sub-Cellular Mechanisms Involved in the Action of TTFields, International Journal of Environmental Research and Public Health, 10.3390/ijerph13111128, 13, 11, (1128), (2016).
Marisa Rio, Sharanya Bola, Richard H. W. Funk, Gerald Gerlach, Microfluidic measurement of cell motility in response to applied non-homogeneous DC electric fields, Journal of Sensors and Sensor Systems, 10.5194/jsss-5-237-2016, 5, 2, (237-243), (2016).
Douglas E. Friesen, Travis J.A. Craddock, Aarat P. Kalra, Jack A. Tuszynski, Biological wires, communication systems, and implications for disease, Biosystems, 10.1016/j.biosystems.2014.10.006, 127, (14-27), (2015).
Saber Sarbazvatan, Dariush Sardari, Nahid Taheri, Kamran Sepanloo, Response of single cell with acute angle exposed to an external electric field, Medical Engineering & Physics, 10.1016/j.medengphy.2015.08.002, 37, 10, (1015-1019), (2015).
Christina L. Ross, Mevan Siriwardane, Graça Almeida-Porada, Christopher D. Porada, Peter Brink, George J. Christ, Benjamin S. Harrison, The effect of low-frequency electromagnetic field on human bone marrow stem/progenitor cell differentiation, Stem Cell Research, 10.1016/j.scr.2015.04.009, 15, 1, (96-108), (2015).
Alexander V. Chervyakov, Andrey Yu. Chernyavsky, Dmitry O. Sinitsyn, Michael A. Piradov, Possible Mechanisms Underlying the Therapeutic Effects of Transcranial Magnetic Stimulation, Frontiers in Human Neuroscience, 10.3389/fnhum.2015.00303, 9, (2015).
GyuHyun Jin, Gi‐Hoon Yang, GeunHyung Kim, Tissue engineering bioreactor systems for applying physical and electrical stimulations to cells, Journal of Biomedical Materials Research Part B: Applied Biomaterials, 10.1002/jbm.b.33268, 103, 4, (935-948), (2014).
Xiaoning Yuan, Derya E. Arkonac, Pen-hsiu Grace Chao, Gordana Vunjak-Novakovic, Electrical stimulation enhances cell migration and integrative repair in the meniscus, Scientific Reports, 10.1038/srep03674, 4, 1, (2014).
Armin Tahmasbi Rad, Naushad Ali, Hari Shankar R. Kotturi, Mostafa Yazdimamaghani, Jim Smay, Daryoosh Vashaee, Lobat Tayebi, Conducting scaffolds for liver tissue engineering, Journal of Biomedical Materials Research Part A, 10.1002/jbm.a.35080, 102, 11, (4169-4181), (2014).

John L. Spudich, A Molecular Voltmeter Based on Fluorescence Dynamics, Biophysical Journal, 10.1016/j.bpj.2013.12.029, 106, 3, (497-499), (2014).
Sheena E. B. Tyler, The Work Surfaces of Morphogenesis: The Role of the Morphogenetic Field, Biological Theory, 10.1007/s13752-014-0177-8, 9, 2, (194-208), (2014).
Jessica Mustard, Michael Levin, Bioelectrical Mechanisms for Programming Growth and Form: Taming Physiological Networks for Soft Body Robotics, Soft Robotics, 10.1089/soro.2014.0011, 1, 3, (169-191), (2014).
Shinji Yamaguchi, Naoya Aoki, Takaaki Kitajima, Yasushi Okamura, Koichi J Homma, Expression of the voltage-sensing phosphatase gene in the chick embryonic tissues and in the adult cerebellum, Communicative & Integrative Biology, 10.4161/19420889.2014.970502, 7, 5, (e9705021), (2014).

우리가 꼭 알아야 할 우리를 둘러싸고 있는 독

http://www.globale.co.kr/news/articleView.html?idxno=2923
http://www.khmnews.co.kr/news/articleView.html?idxno=816
https://www.chosun.com/site/data/html_dir/2018/12/23/2018122301688.html
http://www.ecotiger.co.kr/news/articleView.html?idxno=19992
https://www.news2day.co.kr/article/20180919111290
http://ecofem.or.kr/14903/
http://www.bokjitimes.com/news/articleView.html?idxno=16138
http://kfem.or.kr/?p=195923
https://www.ntoday.co.kr/news/articleView.html?idxno=67776
http://www.koreadaily.com/news/read.asp?art_id=5694637
https://www.asiatoday.co.kr/view.php?key=20171122000826181
http://www.k-health.com/news/articleView.html?idxno=44987
http://jmagazine.joins.com/economist/view/318417
https://www.ibabynews.com/news/articleView.html?idxno=9393
https://www.newspim.com/news/view/20171124000229
http://www.ikunkang.com/news/articleView.html?idxno=21544
http://www.cancerline.co.kr/html/4864.html
https://www.sedaily.com/NewsView/1VMSVCJBSJ
https://news.joins.com/article/21923231
https://woman.chosun.com/mobile/news/view.asp?nNewsNumb=200809451_0#_enliple
https://ythsd.tistory.com/20
https://argent-j.tistory.com/30
http://bbs.moneta.co.kr/nbbs/bbs.normal.qry.screen?p_bbs_id=N10603&p_message_id=8251736&sub=&depth=
https://dancingif.tistory.com/176
https://young43.tistory.com/91
http://www.segyefn.com/newsView/20140303023001
http://www.sisajournal.com/news/articleView.html?idxno=170678
http://www.sisajournal.com/news/articleView.html?idxno=179746
https://www.huffingtonpost.kr/2014/10/23/story_n_6033160.html
https://news.kbs.co.kr/news/view.do?ncd=3547901
http://www.100ssd.co.kr/news/articleView.html?idxno=76925
https://health.chosun.com/site/data/html_dir/2006/04/25/2006042556015.html
https://health.chosun.com/site/data/html_dir/2006/04/25/200604255601

http://www.mygoyang.com/news/articleView.html?idxno=60292
https://www.kgnews.co.kr/news/article.html?no=517730
http://www.dtnews24.com/news/articleView.html?idxno=400934
https://pulmaru.com/m/board.html?code=pulmaru_board7&page=1&type=v&num1=998866&num2=00000&number=1143&lock=N
https://beautyblogg.tistory.com/232
https://www.vingle.net/posts/2227377
https://www.vingle.net/posts/1390277
http://www.momschool.co.kr/momboard/read.php?table=DAA_327&number=98982
https://www.ksakosmos.com/post/
https://m.blog.naver.com/PostView.naver?isHttpsRedirect=true&blogId=papeceo&logNo=220828915284
https://www.sedaily.com/NewsVIew/1S5UHAAXXN
https://health.chosun.com/site/data/html_dir/2015/04/21/2015042100913.html
https://www.mbn.co.kr/news/entertain/2385132
http://www.dt.co.kr/contents.html?article_no=2013120602011519794005
http://www.greenpostkorea.co.kr/news/articleView.html?idxno=74660
http://www.realfoods.co.kr/view.php?ud=20180822000222
https://news.naver.com/main/read.nhn?mode=LSD&mid=sec&sid1=102&oid=086&aid=0002069719
https://m.health.chosun.com/svc/news_view.html?contid=2016071300155
https://brunch.co.kr/@bookfit/429
http://www.chsc.or.kr/?post_type=reference&p=3532
https://www.chosun.com/site/data/html_dir/2017/02/03/2017020300229.html
https://www.g-health.kr/mobile/bbs/selectBoardArticle.do?bbsId=U00186&nttId=228545&lang=&searchCndSj=&searchCndCt=&searchWrd=&pageIndex=1593&vType=A
https://www.pediatrics.or.kr/bbs/index.html?code=infantcare&category=I&gubun=A&page=1&number=9581&mode=view&keyfield=&key=

초판 발행 2021년 7월 20일

지은이	데카비
펴낸이	김현선
펴낸곳	도서출판 날마다
인쇄 - 제책	삼아기획
출판진행	김진희
출판간사	Shiny Abbott (샤이니)
북디자인	김현선디자인연구소
전화	02 557 5146
이메일	khsd6789@korea.com
홈페이지	www.nalmadabook.com
출판등록	2007년 9월 19일 제2007-00050호
ISBN	979 - 11 - 85919 - 15 - 7
정가	20,000원